KARIN SCHUTT

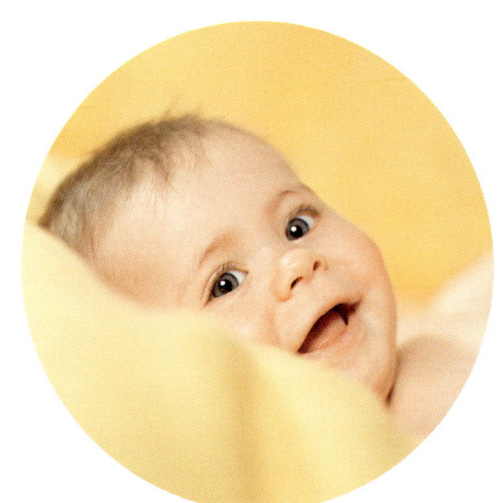

Baby
Wellness

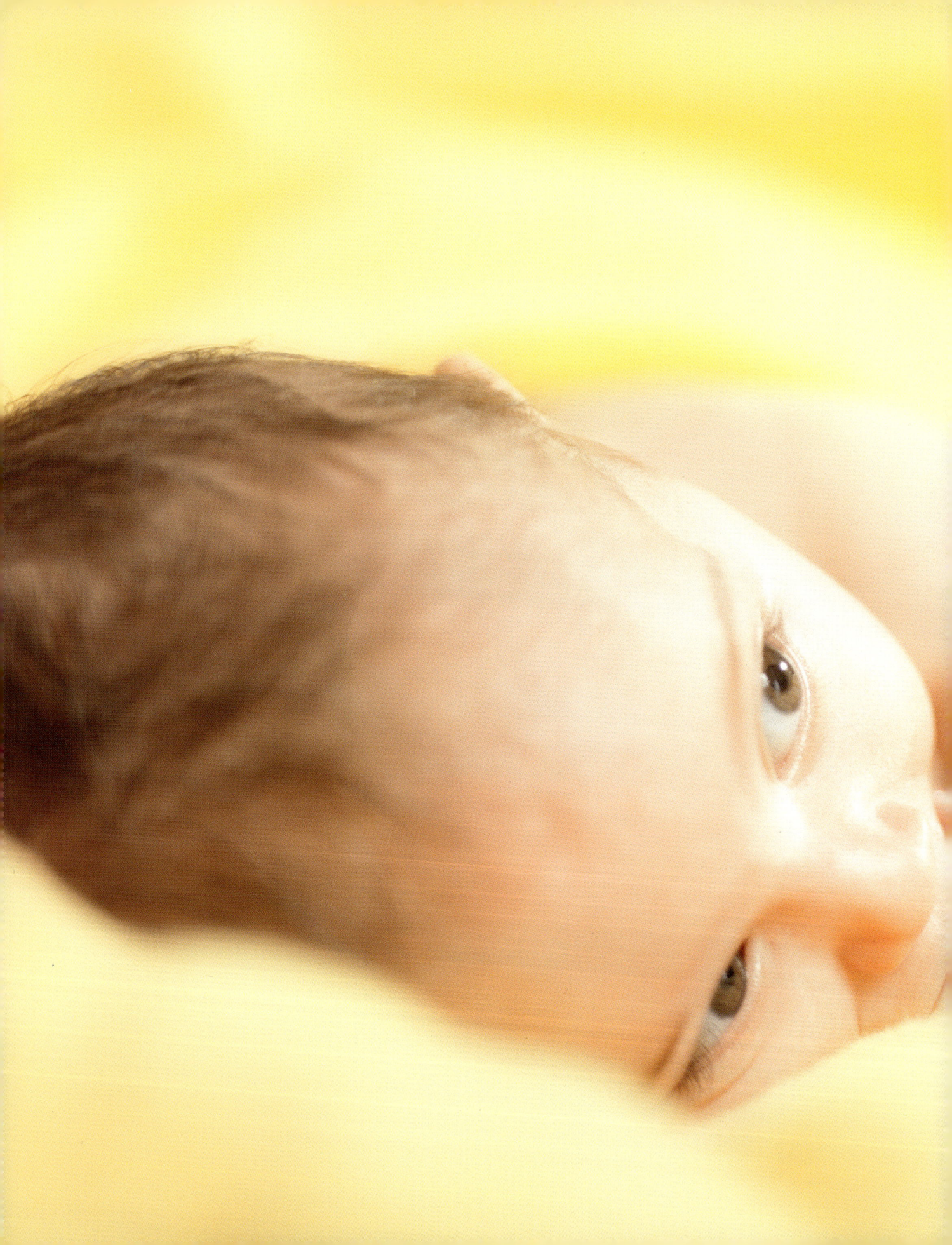

Baby
Wellness

Alles, was Babys zum
Wohlfühlen brauchen

Sanfte Massagen und **Pflege,**
Spielideen und Einschlafrituale

AUTORIN: KARIN SCHUTT
FOTOGRAFIE: ANTJE ANDERS

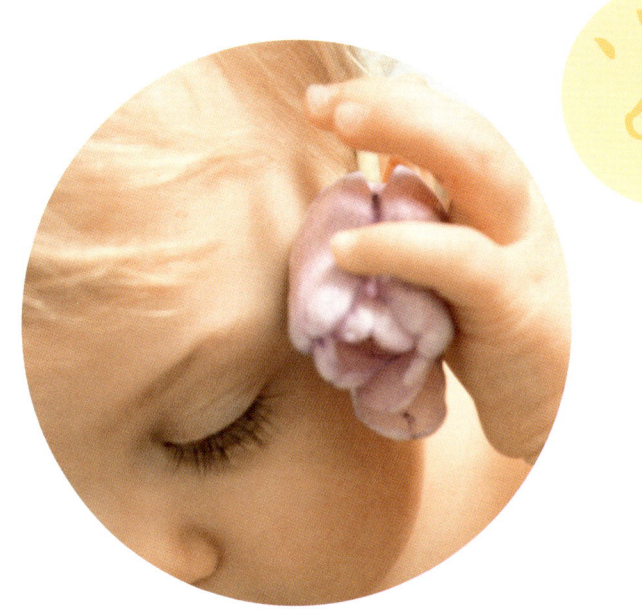

Inhalt

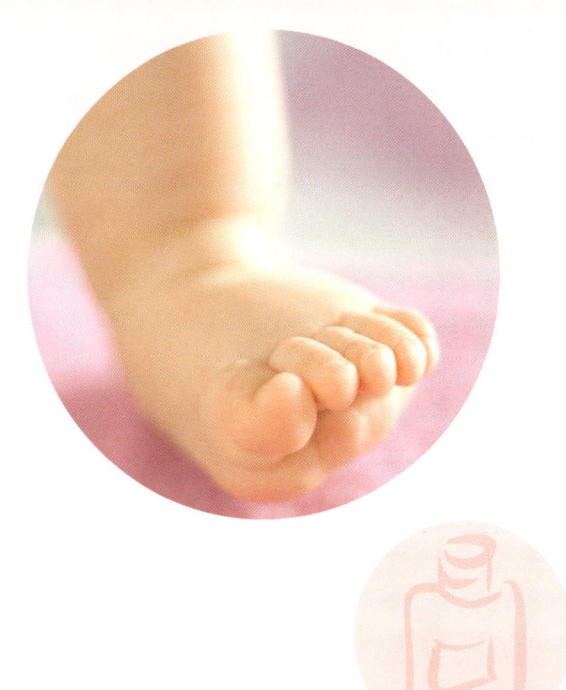

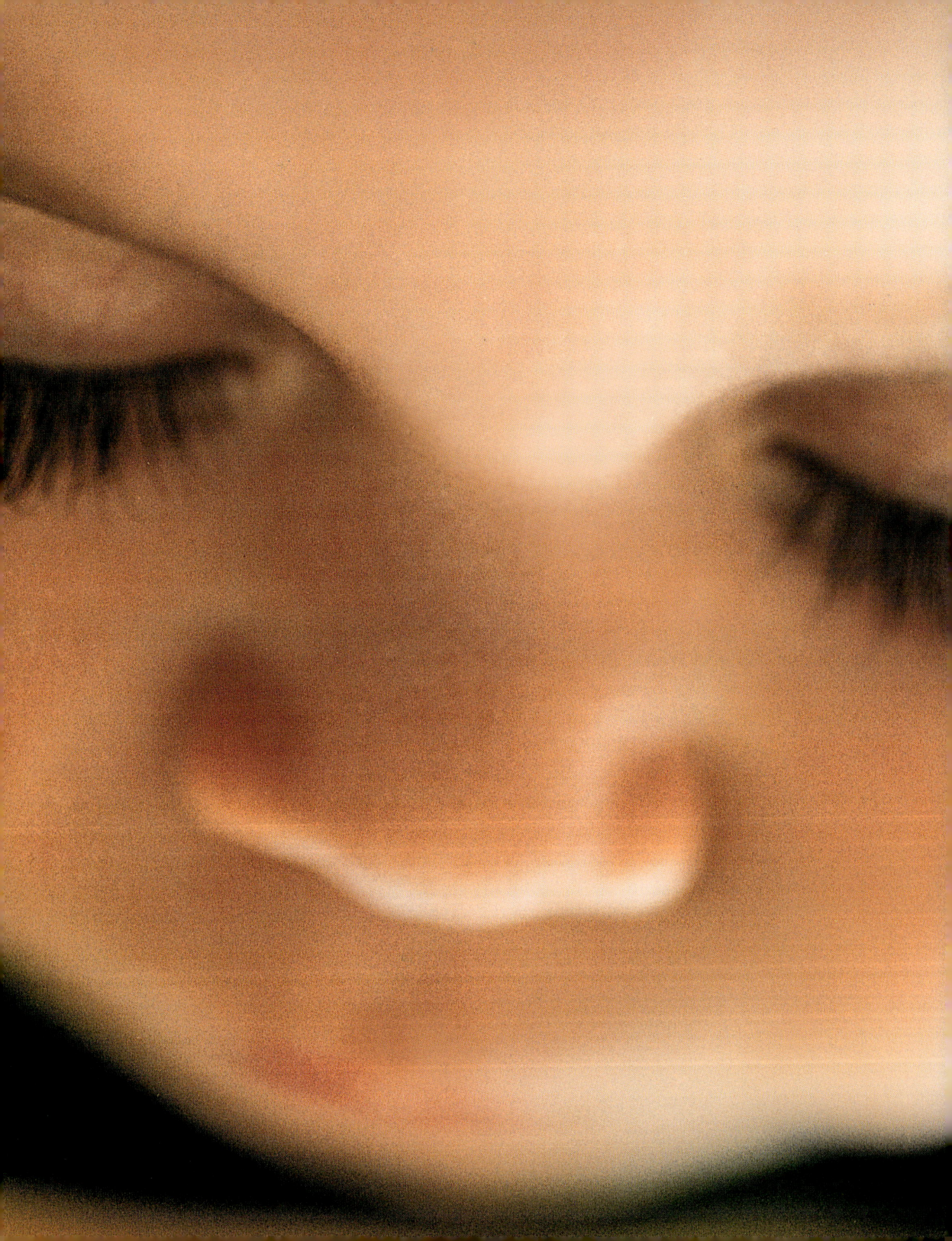

Ihr Baby ist ein Geschenk

Herzlichen Glückwunsch! Ihr Kind ist auf die Welt gekommen.

Ein zartes Geschöpf mit winzigen Händchen und Füßchen und der süßesten Stupsnase, die Sie jemals gesehen haben. Das erste Rendezvous mit Ihrem Baby wird fortan zu den schönsten und wichtigsten Augenblicken in Ihrem Leben zählen. Genießen Sie das überwältigende Gefühl, das Sie dabei empfinden – halten Sie Ihr kostbares Geschenk möglichst lang in Ihren Armen. Zwischen Ihnen und Ihrem Kind entsteht eine Liebesbeziehung, die an Innigkeit kaum zu übertreffen ist.

Lassen Sie sich von Ihrem Baby jeden Tag aufs Neue faszinieren. Dieses Buch möchte Sie bei diesem Staunen begleiten und viele Anregungen geben. So können Sie Ihren kleinen Sonnenschein aufs Beste verwöhnen und in seiner Entwicklung liebevoll unterstützen.

Karin Schutt

Ein Nest zum
Wohlfühlen

Ob sie süß träumen oder voller Lust in die Welt schauen:

Leben ist für die Kleinen Tag und Nacht ein Abenteuer.

Sorgen Sie für ein optimales Umfeld – mit viel Geborgenheit.

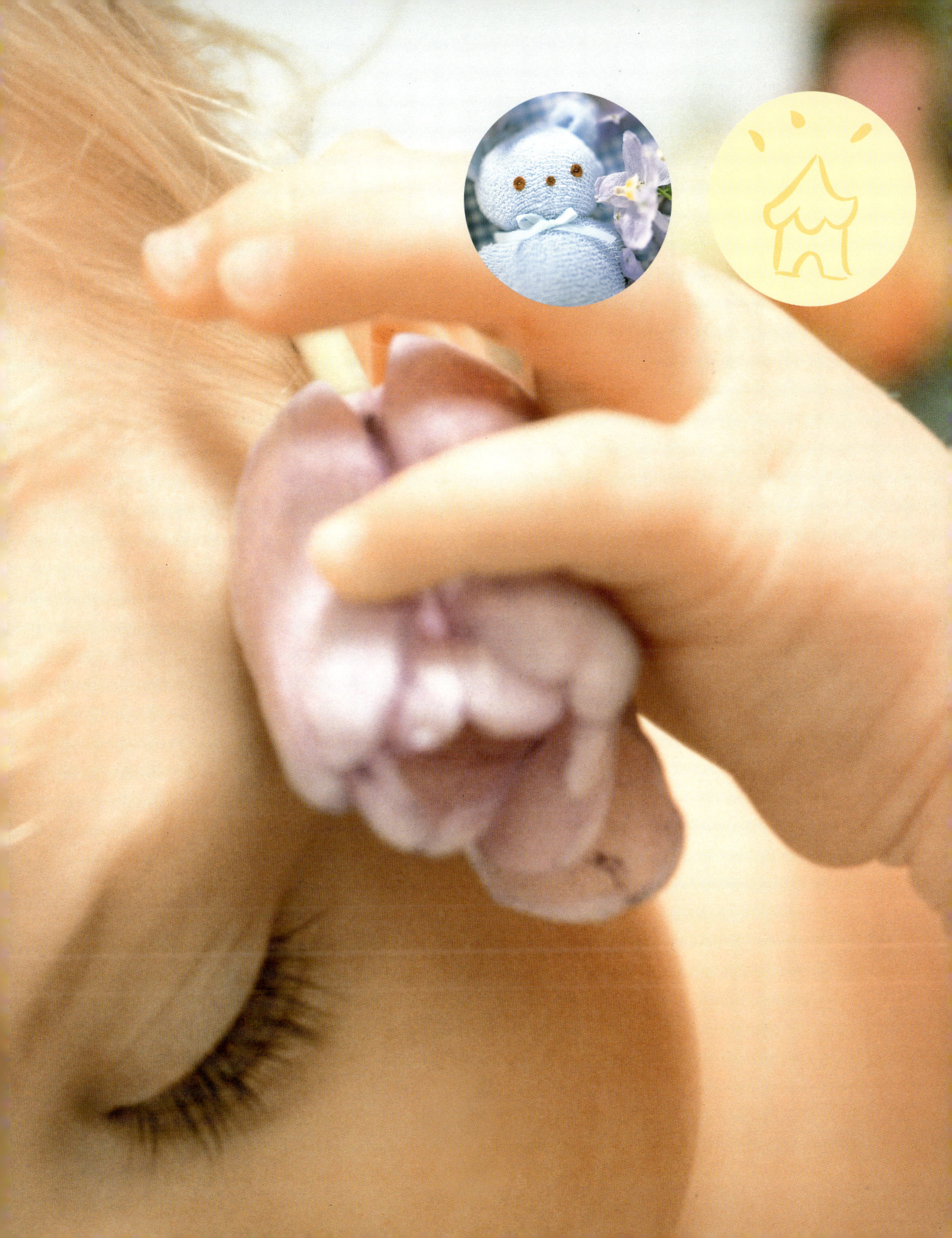

Kuschelplatz
Wiege & Co.

Gegen Ende Ihrer Schwangerschaft haben Sie und Ihr Partner mit großer Sicherheit einen regelrechten Nestbautrieb verspürt und sich mit Eifer auf die Einrichtung des zukünftigen Kinderzimmers gestürzt. Nach der Geburt verbringt Ihr Baby mehr als die Hälfte seiner Zeit schlummernd – ein Anblick, der Sie immer wieder in Entzücken versetzen wird. Damit Ihr kleiner Liebling friedlich und wohl behütet schlafen kann, braucht er eine kuschelige Bettstätte. Zwar ist es ein sehr liebevolles Ritual, wenn das Baby an Ihrer Brust einschläft, aber dann sollten Sie es an einen vertrauten Platz legen können. So haben Sie die Arme wieder frei.

Sagen Sie es Ihren Verwandten oder Freunden: Ein besonders schönes Willkommensgeschenk ist für das Neugeborene eine Wiege oder ein Stubenwagen. Manche Eltern leihen sie sich von Freunden oder mieten diese himmlischen Schlummerkörbchen bei einem Babyausstatter.

Ein solcher Kuschelplatz ist nicht nur hübsch anzusehen, sondern auch praktisch. Problemlos können Sie die mobilen Bettchen von einem ins andere Zimmer schieben und sorgen zudem für einen Wechsel der kleinkindlichen Perspektiven. Außerdem haben sich Wiegen und Stubenwagen schon oft als wirksame Einschlafhilfen bewährt. Durch die Schaukelbewegungen oder das Hin- und Herfahren lässt sich Ihr Baby nur zu gern ins Reich der Träume hinübergleiten.

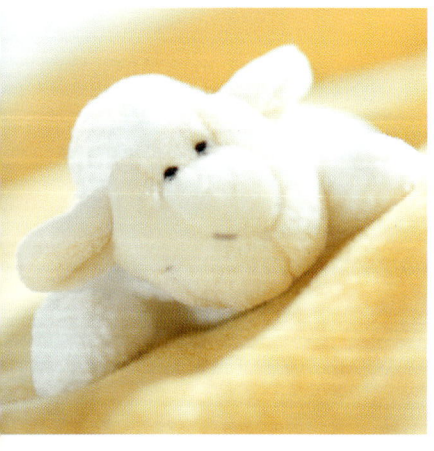

• • • •

Freund von Anfang an:
ein weiches Schmuseschäfchen.

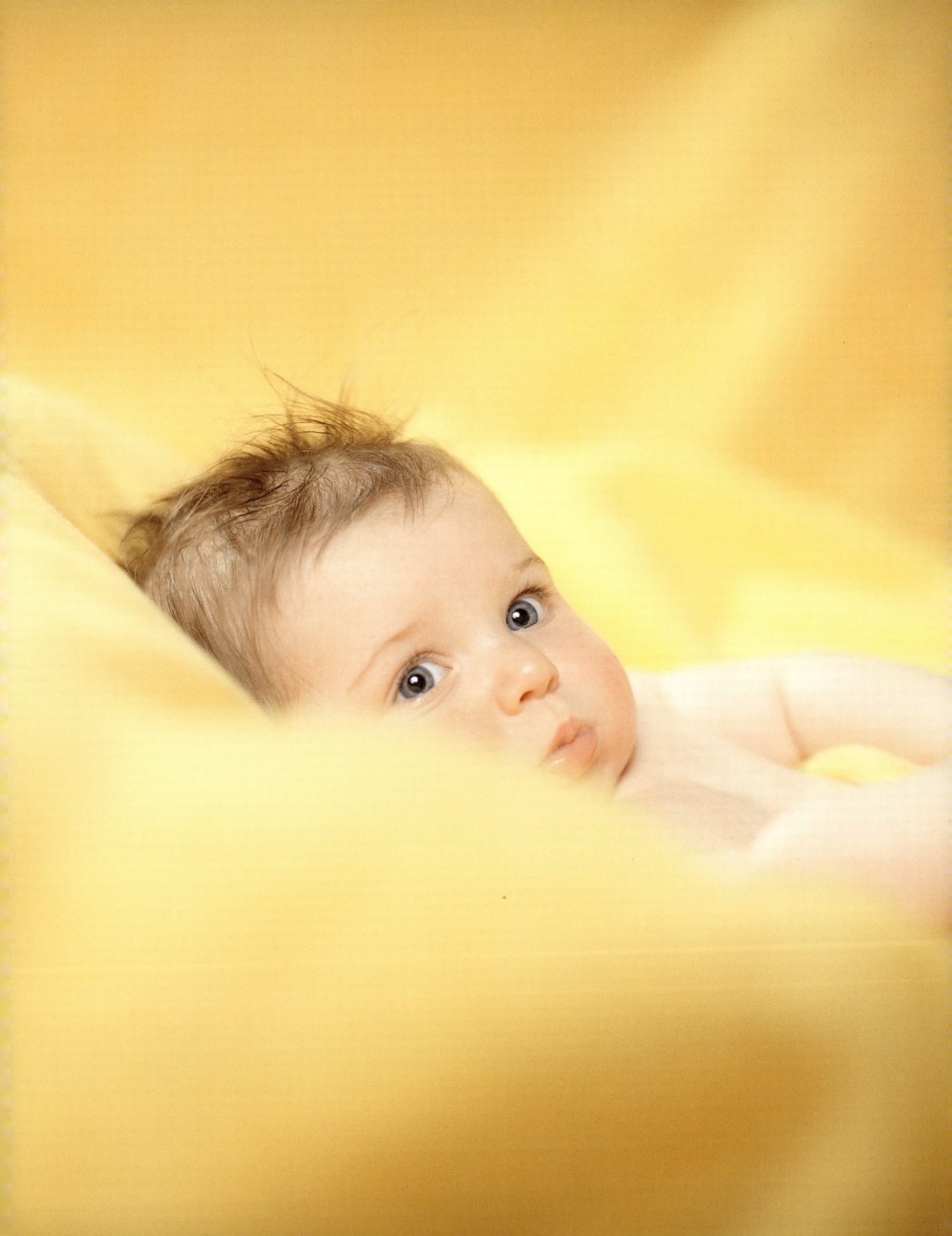

Babys brauchen ihr eigenes Bett, am liebsten ausstaffiert mit weichen Kuscheltieren.

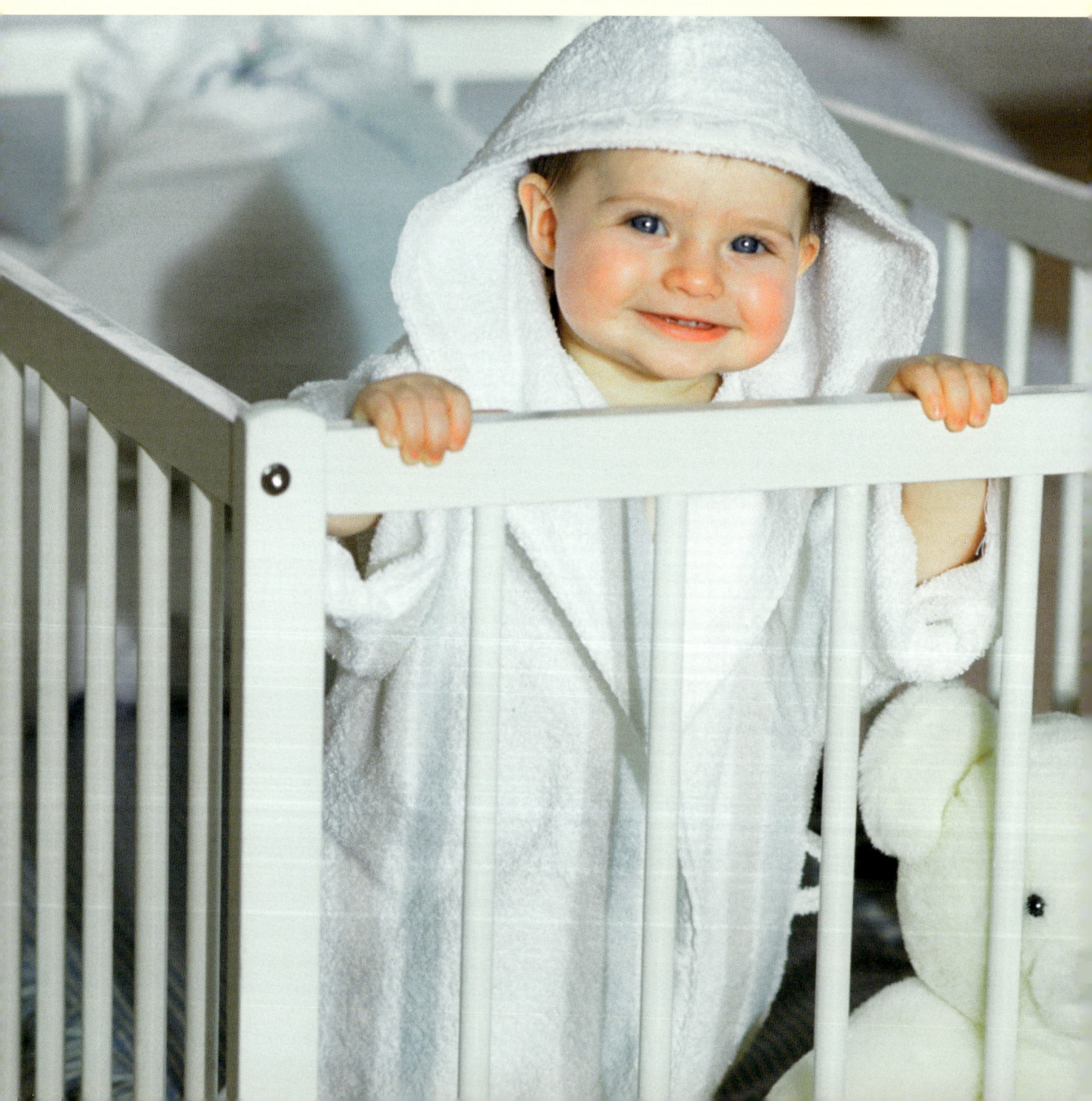

Geborgen und sicher träumen

Nach etwa drei, vier Monaten ist die Zeit der kleinen Wiegen oder Stubenwagen vorbei. Ihr Baby ist jetzt so groß, dass es ein Bettchen braucht – selbst wenn das neue Liegenest anfangs etwas überdimensional erscheinen mag. Achten Sie beim Kauf auf eine verstellbare Matratzenhöhe, abnehmbare Seitenteile und Möglichkeiten zur Verlängerung des Bettes – so kann Ihr Liebling bis zum Kindergartenalter in diesem schlafen. Mit einem schön gemusterten Himmelsdach und Schutzpolstern am Kopfende sowie an den Seiten verwandeln Sie die Schlafnische im Handumdrehen in eine wohlige Schlummerhöhle. Das Gefühl der Geborgenheit ist fast so schön wie die Enge im Mutterleib. Soll Ihr Baby allein einschlafen lernen, legen Sie es mit drei Monaten wach ins eigene Bettchen. Ein Schmusetuch oder eine Spieluhr helfen ihm dabei, sich an diese fremde Situation zu gewöhnen. Ist es dann damit vertraut, ohne die Nähe der Eltern süß zu träumen, fällt dem Baby bei einem nächtlichen Aufwachen auch das Wiedereinschlafen wesenlich leichter.

Rundum gut gebettet

Der Körper Ihres Babys ist noch sehr formbar, weshalb die Schlafunterlage nicht zu hart, aber auch nicht zu weich sein sollte. Fachleute raten zu einer Matratze aus Schaumstoff und Kokos, die unter dem Körpergewicht Ihres Kindes ein wenig nachgeben darf. Eine strenge Schadstoff-Prüfung haben Matratzen bestanden, die das „Öko-Control-Zeichen" und das Label „Geprüft nach den QUL-Kriterien" des Qualitätsverbands Umweltverträgliche Latexmatratze tragen. Als Basis für die Matratze eignet sich am besten ein Lattenrost – so wird diese gut durchlüftet. Ganz wichtig ist eine saugfähige Nässeschutzauflage, die den kleinen Körper vor unangenehmer Feuchtigkeit bewahrt. Über diese und die Matratze spannen Sie für höchstes Wohlbefinden ein flauschiges Baumwolllaken.

Tipp

Die optimale Größe für ein Kinderbett ist 70 mal 140 Zentimeter. Achten Sie auf die Gitterstäbe: Sie müssen senkrecht und eng stehen, damit Ihr Baby nicht das Köpfchen durchstecken und später wie ein Akrobat daran hochklettern kann.

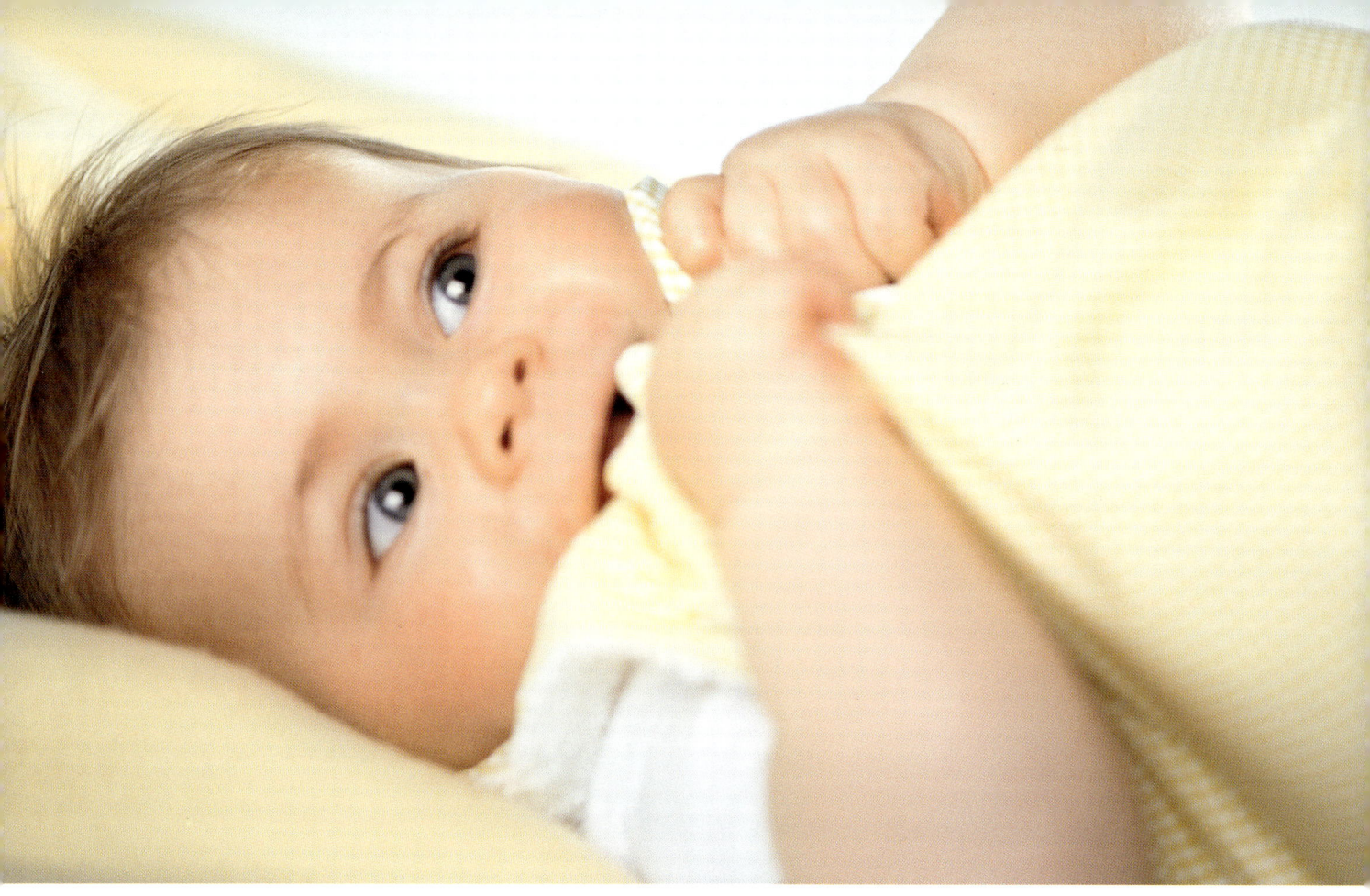

Fühlst du dich zufrieden, Baby?

In einem schmusigen Babyschlafsack ist Ihr Neugeborenes gut eingemummelt, denn er hüllt den zarten Körper nahezu komplett ein. Für eine gute Nacht empfiehlt sich im Winter ein Schlafsack, der mit Daunen gefüttert ist. Jetzt braucht Ihr Baby nur noch eine Windel, ein nicht kratzendes Hemdchen und einen kuschelweichen Schlafanzug, um nicht zu frieren. Feine Baumwolle reicht aus, wenn es draußen sonniger wird. Keinesfalls sollten Sie in den warmen Jahreszeiten Ihr Baby mit Frotteewäsche belasten. Die meisten Babys sind eher zu dick als zu dünn angezogen. Die „Nackenprobe" verrät, ob Ihr Kind die umgebende Temperatur als angenehm empfindet: Die Haut sollte dort warm, aber nicht feucht sein! Eine beruhigende und schlafverlängernde Wirkung hat echtes Lammfell. Im Sommer kühlt diese natürliche Unterlage, im Winter ist sie angenehm wärmend. Ihr Baby fühlt sich darauf besonders wohl.

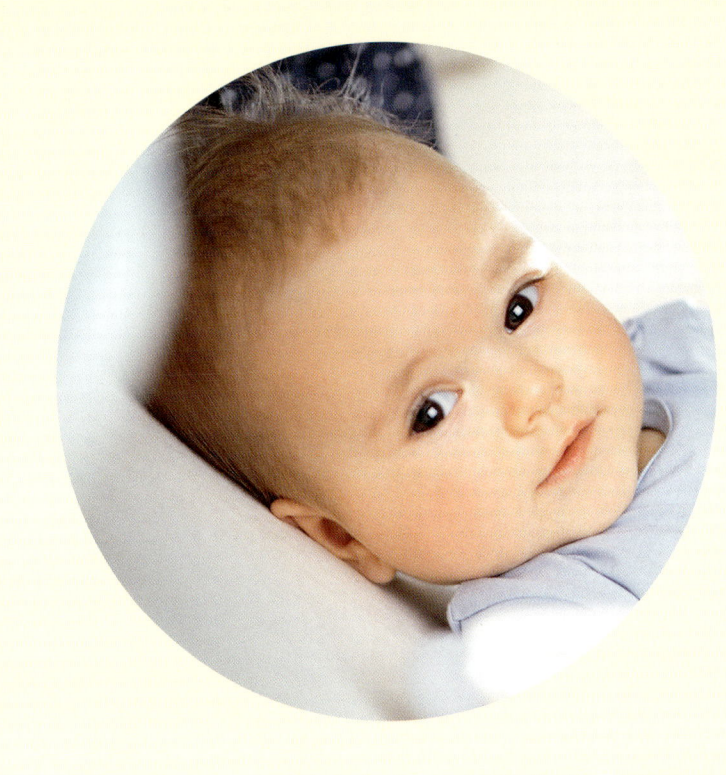

● ● ● ●

Ein Kuschelplatz wie Babys ihn lieben – mit weichen Schutzpolstern und eingehüllt in einem schmusigen Schlafsack.

Perfekte Lage für das Abenteuer Nacht

Am sichersten schläft Ihr Kind im ersten Lebensjahr auf dem Rücken oder in der stabilen Seitenlage. Mit Unterstützung eines zusammengerollten Handtuchs oder mit Fleece gefüllten Stoffkissens wird Ihr Baby gefahrlos auf der Seite gehalten. Es ist dann nicht mehr in der Lage, sich zu drehen. Fürs Nickerchen tagsüber kann Ihr Baby auch schon mal auf dem Bauch schlafen. Ein Kopfkissen ist am Anfang überflüssig. Der Säugling könnte darin seinen Kopf vergraben. Wickeln Sie statt dessen eine Mullwindel um die Matratze. Dadurch wird das kleine Köpfchen gewärmt.

Zur Orientierung im neuen Leben braucht Ihr Kind Unterscheidungshilfen. Um einen Tag- und Nachtrhythmus zu begreifen, sollten Sie in der Dunkelheit nur bei gedämpftem Licht stillen und wickeln, zudem möglichst wenig mit Ihrem Nachwuchs reden. Neue Reize würden Ihn nur am Einschlafen hindern. Tagsüber ist absolute Ruhe nicht notwendig.

Auch wenn die Baby-Ausstatter mit süßer Bettwäsche locken – Ihr Neugeborenes braucht sie nicht. Im Gegenteil: Wenn es sich im Schlaf in das Kissen wühlt, kann es sich überwärmen oder Probleme mit dem Atmen bekommen.

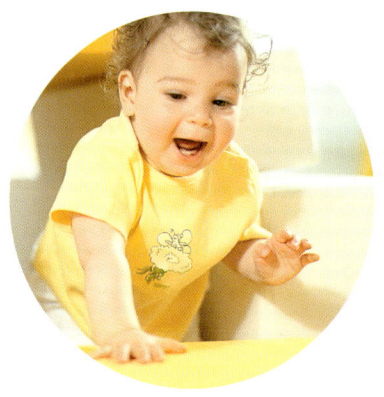

Eine Höhle bauen – Babys
sind da sehr fantasievoll.

Ein Zimmer
für die Sinne

Das Kinderzimmer für Ihr Neugeborenes muss nicht perfekt, dafür aber praktisch eingerichtet sein. Am Anfang brauchen Sie nur das Notwendigste: das Bettchen, einen bequemen Wickelplatz, in unmittelbarer Nähe einen Windeleimer, ein Regal für die wichtigsten Pflegeutensilien sowie eine Kommode oder einen kleinen Schrank für Wäsche und Windeln, falls der Wickeltisch keinen ausreichenden Stauraum bietet.

Kindgerecht wird das Zimmer von Anfang an, wenn Sie die Möbel so stellen, dass Ihr Baby später genügend Platz auf dem Boden hat, um sich ausgiebig seinen Spielsachen zu widmen. Natürlich gibt es auch bunte Stühlchen, Sesselchen und Tische, die extra für Kleinkinder gedacht sind und auch sehr niedlich aussehen. Doch solche meist sehr teuren Möbelstücke brauchen die Babys nicht wirklich. Der liebste Platz, von dem aus sie sich neugierig auf Entdeckungstouren begeben, ist und bleibt der Fußboden. Farbenfrohe Kissen, große Schaumstoffwürfel, Polster und Matratzen bieten Ihrem Krabbel- und Laufkind genügend Anregungen zum Toben, Erforschen, Kuscheln und manchmal auch zum Schlafen. Wichtig ist, dass die Möbel und Gegenstände multifunktional und lebendig sind, keinesfalls nur als dekorative Vorzeigeobjekte dienen.

Und da die Sinne Ihres Babys von Anfang an im Einsatz sind, sollten Sie besonders Augen und Ohren fördern. Deshalb sind gerade Spieluhren unverzichtbar fürs Kinderzimmer.

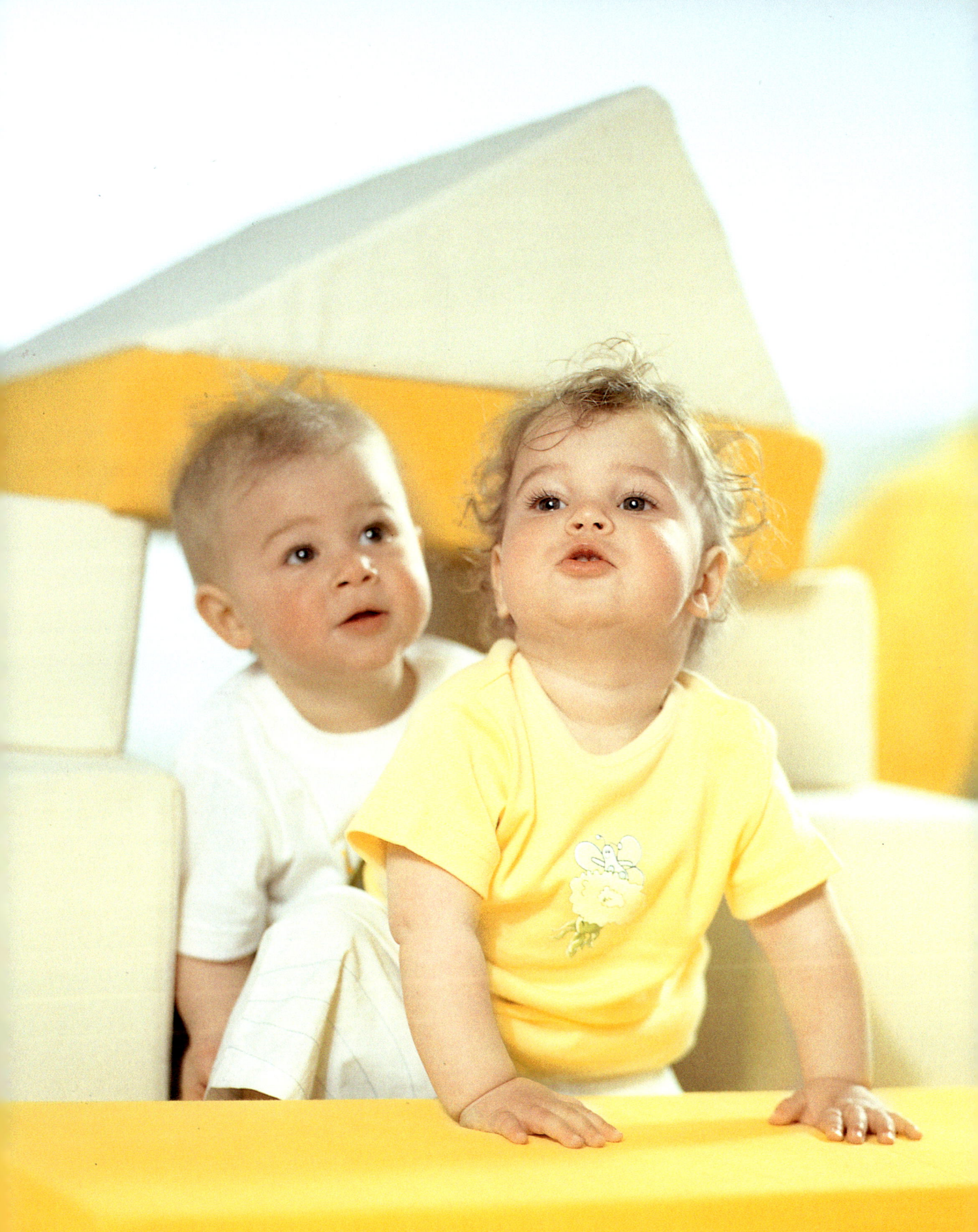

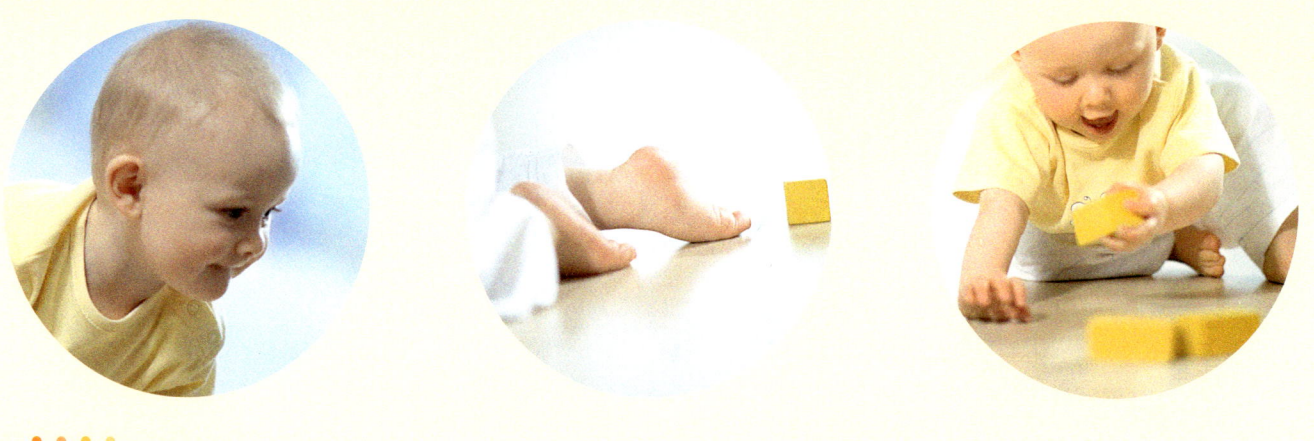

Ein Boden zum Krabbeln, ein paar Bauklötze und viel Aufmerksamkeit – so fühlen sich Babys wohl.

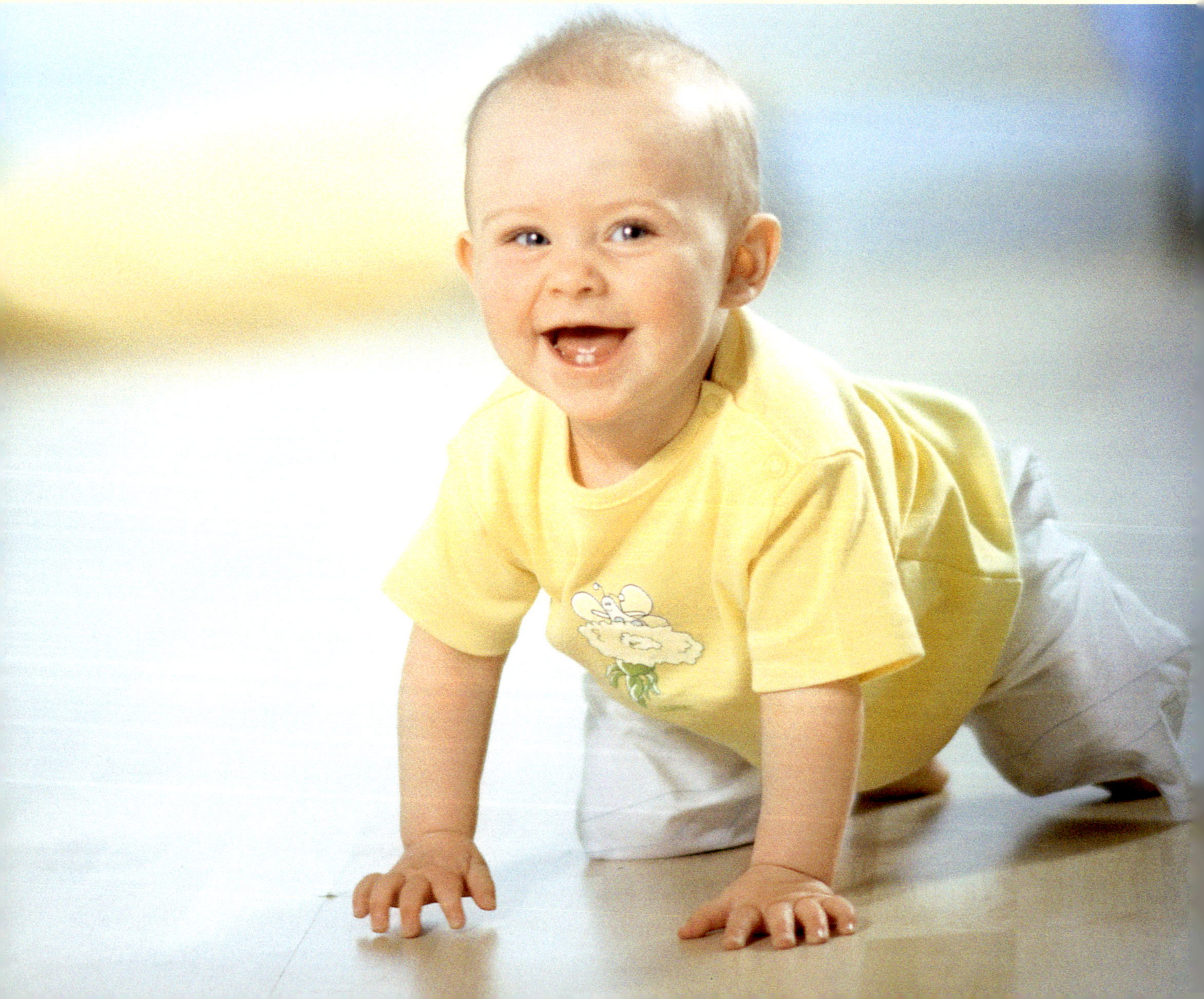

Es ist eingerichtet

Möbel fürs Kinderzimmer haben abgerundete Kanten, versenkte Schrauben sowie pflegeleichte und widerstandsfähige Oberflächen – so halten sie auch später noch die wildesten Spiele aus und Ihr Baby ist vor Verletzungen sicher. Außerdem ist es empfehlenswert, beim Kauf der Möbel und beim Renovieren des Zimmers auf Öko-Qualität zu achten. Sonst atmet Ihr Kind womöglich jahrelang Schadstoffe ein. Da alle Kinder gerne den Fußboden als Spielwiese benutzen, ist ein warmer Belag aus Kork oder Holz ideal. Aber krabbelnde Kinderfüße fühlen sich auch auf einem Teppich aus Filz oder anderen Naturfasern wohl. Robust, strapazierfähig und pflegeleicht sollte er außerdem sein. Ein Laufgitter bietet Ihrem Kind eine relativ große Spielfläche und Schutz, wenn es bei seinen Krabbelversuchen allzu wagemutig ist. Und Sie können sich sicher fühlen, wenn Sie einmal das Kinderzimmer verlassen müssen. Die Gitterstäbe eignen sich auch wunderbar zum Spielen und erleichtern zudem die ersten Stehübungen.

So kommt Farbe ins Spiel

Farben beeinflussen die Wahrnehmungen Ihres Kindes und bestimmen die Atmosphäre im Kinderzimmer.

Helle, warme Töne tauchen Räume in sanftes Licht, schaffen eine beruhigende und heimelige Atmosphäre. Pastelliges Rosé, gedämpftes Rot oder Apricot schmeicheln den Augen. Sonnengelb, Himmelblau oder Lichtgrün animieren die Sinne. Zur weiteren Belebung sollten noch ein bis zwei Primärfarben wie sattes Gelb, Blau oder Rot hinzukommen, die Sie beispielsweise für Vorhänge, Rollos oder Kissen auswählen können. Grelle Farben sind dagegen für die ganz Kleinen eine Überforderung.

Aufgepasst auch bei der Auswahl von Mustern! Zarte Blümchen, Minipünktchen oder Vichykaros auf Stoffen oder Tapeten sind wahre Magneten. Mammuttiere oder Riesenbäume als Motive können dagegen zu Ängsten oder unruhigen Nächten führen.

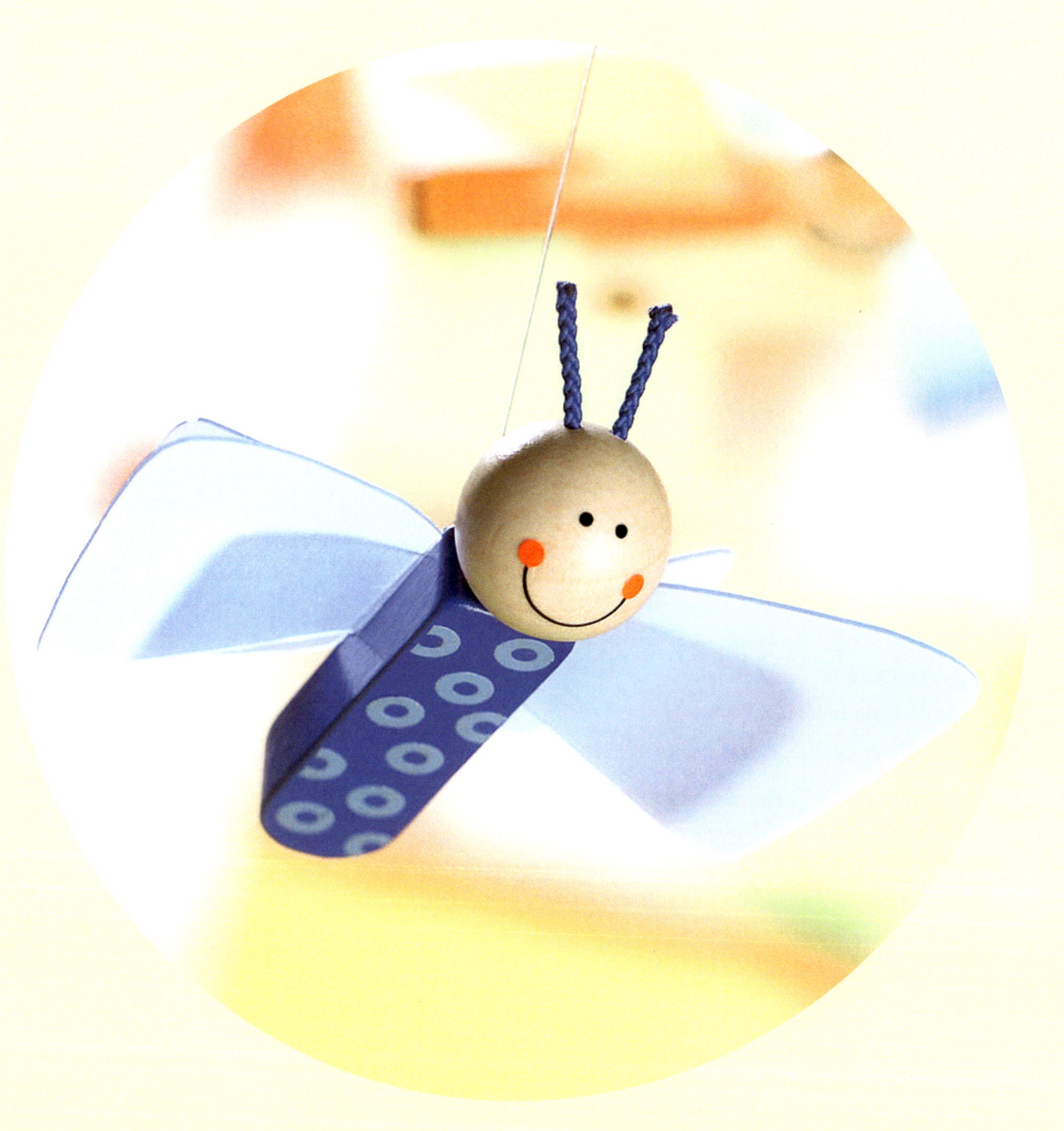

• • • •

Komm fang mich doch! An einem Mobile mit fliegenden und sich drehenden Tieren hat ein kleines Kind die allergrößte Freude.

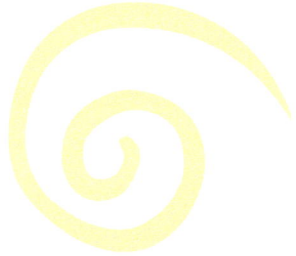

Da bewegt sich was!

Wie alle Menschen mögen es auch Babys, wenn sie sich mit etwas Interessantem beschäftigen können. Ein schwebendes Mobile über dem Wickelplatz, Trapeze am Bettchen oder ein schönes Wandbild sind faszinierende Blickfänge für Ihr Kind. Besonders die Bett- oder Kinderwagenketten sind wunderbare Gefährten. Da sie in Sichtweite sind, gibt es bei jeder Bewegung viel zum Staunen: klingende Glöckchen, tanzende Figuren, Schmetterlinge, Schafe, Frösche – eben alles, was Babys Spaß macht. Die einzelnen bunten Farbkleckse aus Holz oder unterschiedlichen Stoffen wecken seine Aufmerksamkeit, ebenso die diversen Klänge. Außerdem lernt es dabei, sich auf ein bestimmtes Objekt zu konzentrieren, ohne von all den vielen anderen aufregenden Dingen im Umfeld abgelenkt zu werden.

Riesige Augen macht Ihr Baby auch, wenn es unter einem Trapez liegt. Greifringe, hüpfende Bären und aufgefädelte Holzperlen sorgen bei den kleinen Entdeckern für große Aufregung und sind ein tolles Erlebnis für die Sinne. Leichtes Spiel haben Sie zudem bei Ihrem Liebling, wenn er auf einer schönen Decke mit Tieren oder roten Äpfeln liegt. Spannender kann eine echte Wiese fast nicht sein.

Wenn Sie Ihr Kind beim Spielen mit dem Trapez beobachten, werden Sie feststellen, dass es viel Zeit verbringt, seine Arme weit nach den baumelnden Gegenständen auszustrecken. Anfangs patscht es noch nach den begehrten Objekten. Später berührt es diese mit den Händen und greift danach. Eines Tages wird es sich an den Gegenständen hochziehen. Deshalb sollten Sie das Babytrapez möglichst stabil befestigen, damit es dem Gewicht Ihres Kindes standhält.

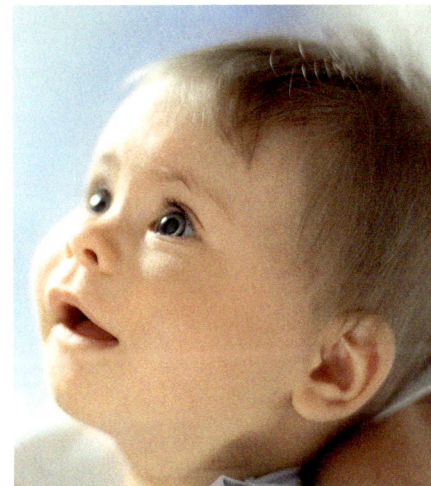

Das bunte Treiben in luftiger Höhe fasziniert.

Licht und Wärme für höchstes Glück

Ein lichtdurchflutetes Kinderzimmer schenkt Ihrem Baby pure Energie. Besonders angenehm ist es, wenn morgens die Sonne ins Zimmer scheinen kann. Ist das Fenster dagegen nach Norden gerichtet, kann ein hellgelber Anstrich den Raum dennoch freundlich erstrahlen lassen. Ein Fixpunkt in dem neuen Heim sollte eine Deckenleuchte sein. Unter einem Lampenschirm mit schönen Motiven fühlt sich Ihr Säugling aufgehoben, auch wenn das Licht noch nicht angeschaltet ist.

Helligkeit animiert und mobilisiert morgens Ihr Baby. Abends ist es ratsam, die Leuchte zu dimmen, um für die nötige Entspannung zu sorgen. Gedämpftes Licht hat auch den großen Vorteil, dass Ihr Kind nicht erschrickt, wenn die Beleuchtung eingeschaltet wird. Grelles Licht blendet zudem die sensiblen Augen Ihres Babys und ist daher schädlich. Ersetzen Sie deshalb Halogen- oder Neonlampen am besten in der gesamten Wohnung durch Leuchten mit normalen Glühbirnen.

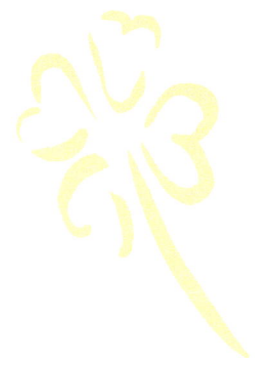

Die Nacht wird für viele Kinder weniger beunruhigend, wenn ein kleines Schlummerlicht die Dunkelheit im Kinderzimmer durchbricht. Schreckt Ihr Baby aus dem Schlaf, sieht es sofort einen leuchtenden Bären oder einen freundlich scheinenden Elefanten. Und wer vertraute Gefährten um sich weiß, kann beruhigt wieder die müden Augen schließen.

Bei einer Raumtemperatur von angenehmen 21 Grad prustet und blubbert Ihr Baby zufrieden vor sich hin oder nuckelt genüsslich am Finger. Nachts darf die Temperatur bis ungefähr 15 Grad absinken. Falls die Luft im Kinderzimmer zu trocken ist – die Schleimhäute Ihres Babys sind sehr empfindlich –, sorgt ein Raumluftbefeuchter für Abhilfe. Es gibt auch spezielle Wasserbehälter, die Sie an die Heizkörper hängen können. Bitte daran denken, das Wasser täglich auszuwechseln.

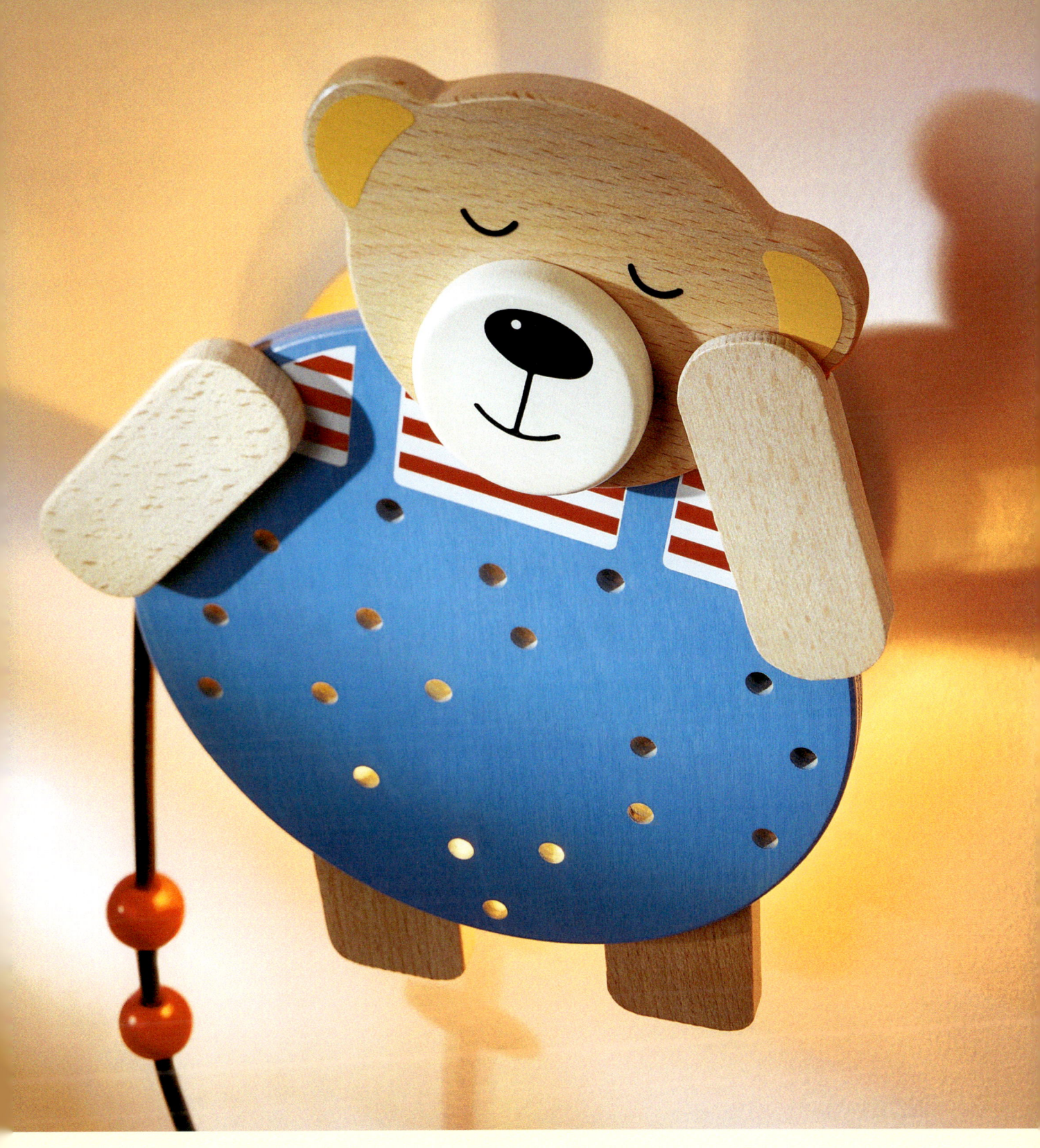

Keine Angst! Der Bär ist ja da. Das sanfte Licht des Schlummerlichts beruhigt, wenn Kinder nachts aufwachen. Und bald fallen die Augen wieder zu ...

Bequem mobil

Ob Sie mit Ihrem Baby einkaufen oder in einem Restaurant essen gehen, Verwandte oder Freunde besuchen, im Auto unterwegs sind, gemütliche Spaziergänge unternehmen oder mit ihm in einem Jogger durch die Natur sausen – mit der richtigen Ausstattung kann Sie beide nichts aufhalten. Ein Neugeborenes findet es sehr angenehm, in einem Tragetuch auf die erste Reise zu gehen. Aber auch im Kinderwagen genießt Ihr Kind jeden Ausflug und die neuen Eindrücke, die es dabei sammeln kann. Wichtig ist: Ihr Baby braucht viel frische Luft und indirektes Sonnenlicht, um gesund wachsen zu können. Selbst für Säuglinge, die gestillt werden, ist durch Lichtstrahlen gebildetes Vitamin D notwendig für die Entwicklung der Knochen. Aber auch Kreislauf, Atemfunktion und Stoffwechselprozesse werden im Freien angeregt. Ausflüge bei fast jedem Wetter stärken das kindliche Abwehrsystem. Nur wenn es stürmt oder schneit, nasskalt oder neblig ist, sollten Sie lieber zu Hause bleiben. Außerdem können Babys, die oft draußen sind, nachts besser schlafen. Die entsprechende Gehirnpartie lernt dadurch schneller, zwischen Tag und Nacht zu unterscheiden.

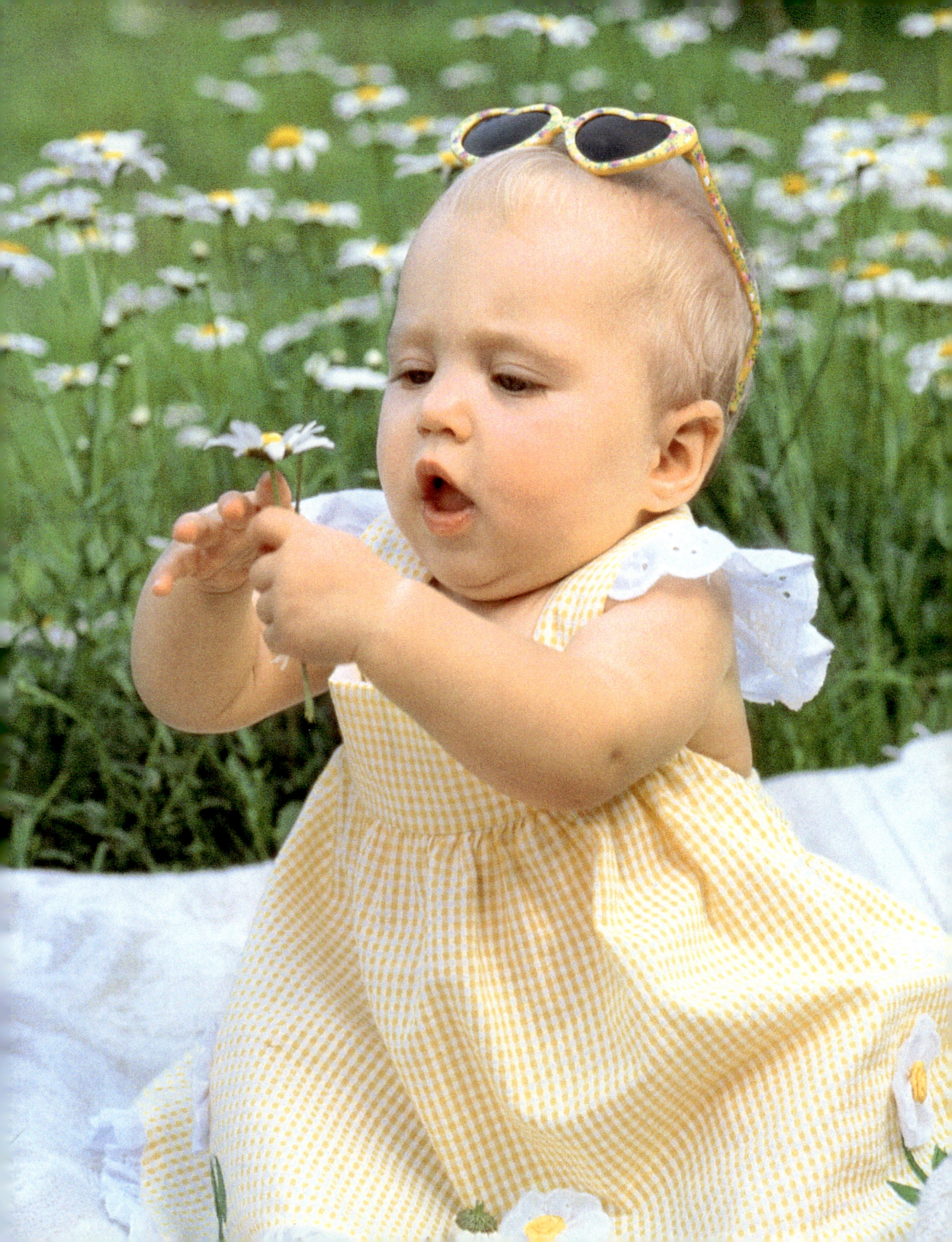

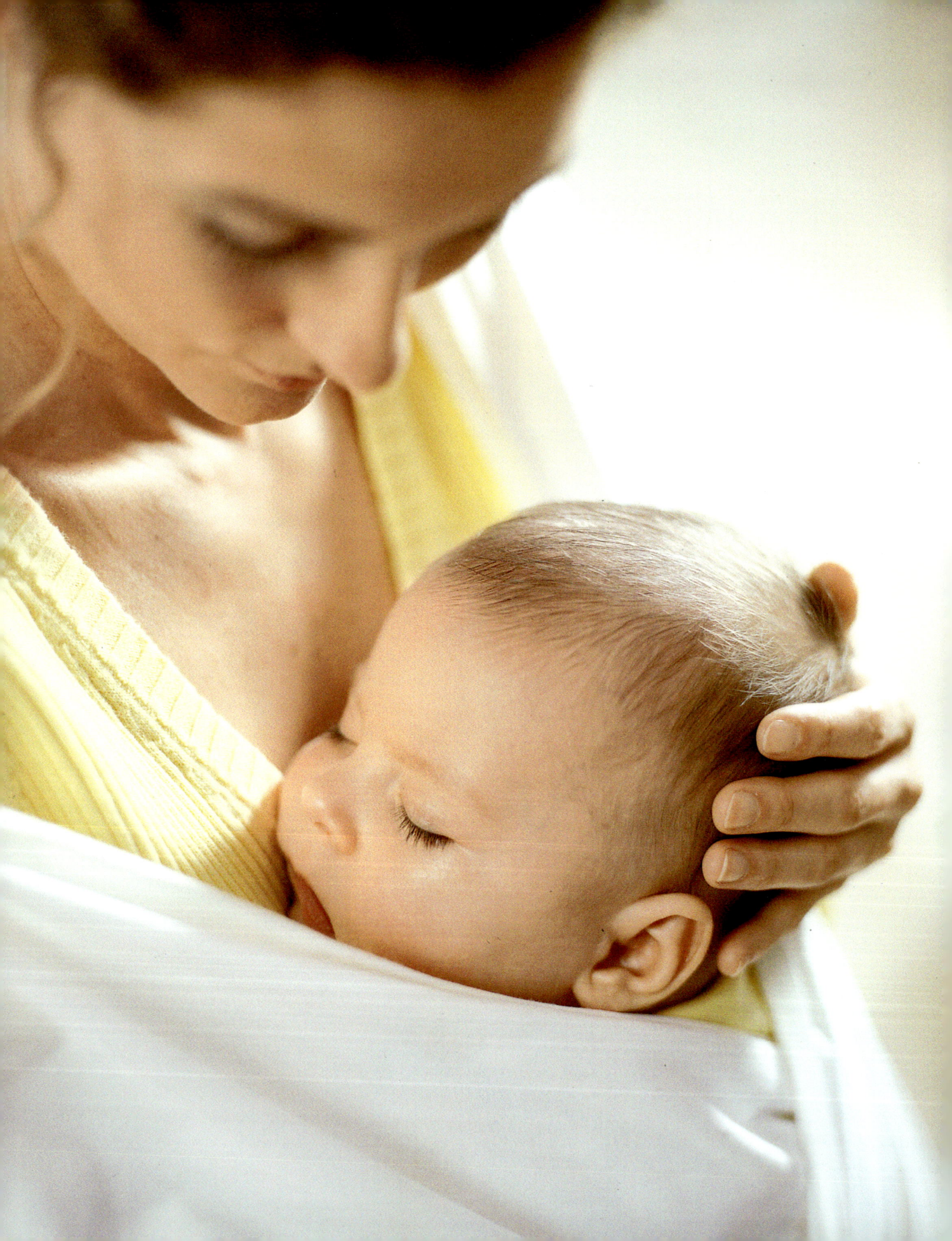

Auf Tuchfühlung

Ihr Baby wird es in vollen Zügen genießen, wenn es Ihre Körpernähe und -wärme so oft wie möglich spüren darf. In speziellen Tragetüchern, in die sich Ihr Kind schon ab der ersten Lebenswoche einkuscheln kann, wiegen Sie es liebevoll in die Welt hinein. Zugleich entwickelt Ihr Kind dadurch die Fähigkeit, Bindungen einzugehen. Es vertraut Ihnen, weil es spürt, dass es nicht allein gelassen wird. Auch werden Sie feststellen, dass Ihr Säugling weniger schreit und zufriedener ist.

Ganz nah an Ihren Körper geschmiegt wird es fest vom Tuch gehalten, das kleine Köpfchen ist gut gestützt – so haben Sie auch die Hände für andere Dinge frei. Tragen Sie Ihren Säugling niemals mit dem Rücken zum Bauch, denn dadurch wird es in eine schädliche Hohlkreuzhaltung gebracht.

Reden Sie mit Ihrem Baby bei den ersten gemeinsamen Unternehmungen – das intensiviert den Kontakt. Sobald Ihr Kind sein Köpfchen sicher alleine halten kann, darf es in Känguruh-Haltung symmetrisch vor Ihrem Bauch oder etwas seitlich in Richtung Hüfte sitzen.

Gut gerüstet unterwegs

Selbst wenn Sie nur kurze Strecken mit Ihrem Baby im Auto fahren – Sie brauchen eine bestimmte Sitzgelegenheit und einen 3-Punkt-Sicherheitsgurt, damit es vor Unfallgefahren geschützt ist. Liegeschalen haben sich für Ausfahrten im Pkw als geeignete Transportmöglichkeit erwiesen. Besonders praktisch sind Modelle, die Babytrage, Sicherheitssitz und Wippe in einem sind. Viele von ihnen lassen sich schnell und problemlos auf einen leicht zusammenlegbaren Kindersportwagen aufsetzen. Im Auto wird die Liegeschale entgegen der Fahrtrichtung auf dem Rücksitz (niemals auf dem Beifahrersitz – denken Sie an den Airbag!) mit dem Sicherheitsgurt befestigt. Ihr Baby ist mit den an der Liegeschale angebrachten Gurten angeschnallt. Diese Liegewippen sind auch in der Wohnung äußerst nützlich. In ihr können Babys in der unmittelbaren Umgebung der Eltern sein. Nichts von dem, was dort so Aufregendes geschieht, müssen sie verpassen.

Tipp

Nicht jedes Material ist als Tragetuch geeignet. Die extra dafür hergestellten, sehr festen Stoffe geben diagonal nach. Entsprechende Tücher mit genauer Bindeanleitung erhalten Sie in Fachgeschäften für Babyausstattung.

Komfortabel auf Rädern

Ein ausgedehnter Spaziergang mit Ihrem Baby? Oder gar ein längerer Ein-
kaufsbummel? Dazu muss ein Kinderwagen her. Ganz sportliche Mütter
können mit Sondermodellen sogar ein paar Runden joggen oder walken.
Diese haben griffige Profilräder und passen sich der Bodenbeschaffung und
dem Körpergewicht des Kindes an. So kommt es sicher über Stock und
Stein. Sind die Wagen mit Verdeck, Sichtfenster oder einem Schutzschirm
aus einem Markisenstoff ausgestattet, haben Windböen, Regengüsse oder
unangenehm kitzelnde Sonnenstrahlen keine Chance. Es liegt in seinem
Vier- oder Dreiräder geschützt und bequem wie im Kinderbett zu Hause.
Außerdem wirkt eine rollende Ausfahrt auf viele Babys äußerst beruhigend,
und sie schlafen schon nach wenigen Metern zufrieden ein. Ein normaler
Kinderwagen ist für „Winzlinge" bis zu etwa neun Monaten geeignet.
Danach braucht Ihr Kind einen Sportwagen, in dem es bequem liegen und
auch sicher sitzen kann.

Sind Sie eher im Großstadtgetümmel unterwegs, in schmalen Supermarkt-
gängen oder in öffentlichen Verkehrsmitteln, ist ein leichtgewichtiger
Buggy mit praktischen Ausmaßen und unabhängig beweglichen Einzel-
oder Doppelrädern optimal. Wohnen Sie dagegen auf dem Land, darf es
ruhig ein etwas robusteres Sportwagen-Modell sein. Mit guter Federung
und großen, feststellbaren Rädern können Sie damit problemlos über
Feld-, Wald- und Wiesenwege spazieren. Auf diese Modelle sollten Sie aber
erst ab dem achten Monat umsteigen, wenn die Wirbelsäule Ihres Babys
schon stabiler ist.

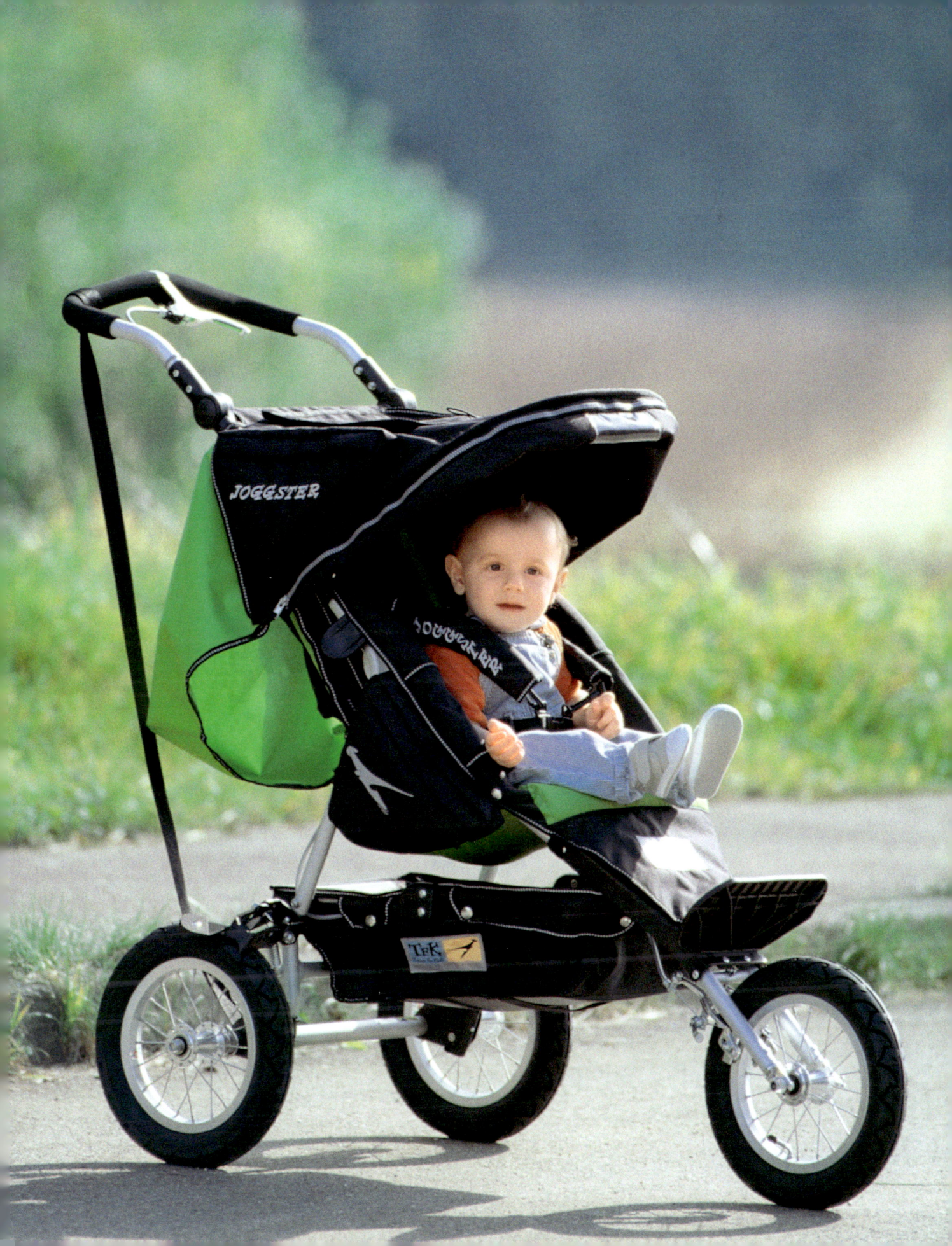

Zärtlich verwöhnen

Das tut rundum gut! Streicheleinheiten und sanfte Pflege

sind für Ihr Baby höchste Glücksmomente. Es genießt die

Berührung und entdeckt dabei seinen kleinen Körper.

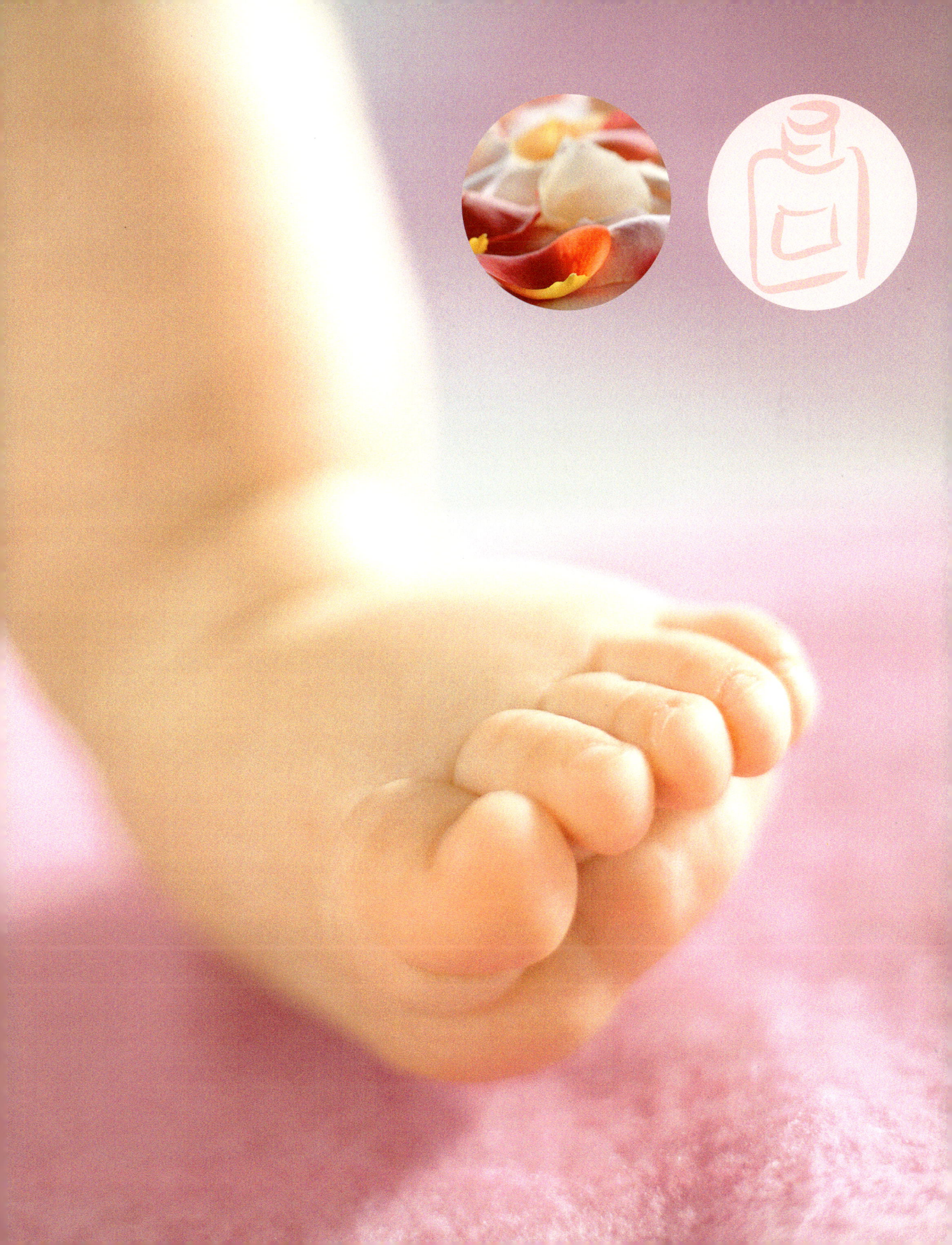

Wasser, Creme und viel Liebe

Mit sanfter Pflege schenken Sie Ihrem Kind innigste Zuneigung, da die Wonnen in der Wanne mehr als nur Waschen und Eincremen sind. Ihr kleiner Liebling erlebt das tägliche Reinigungsritual wie ein immer wiederkehrendes Fest für seine Sinne. Es spürt Ihre ungeteilte Aufmerksamkeit und hört Ihre vertraute Stimme. Auch nimmt es Ihren wohlbekannten Geruch wahr, wenn Sie es zärtlich berühren – ganz gleich, ob Sie Ihr Baby baden, abtrocknen oder bürsten. Überhaupt sind Streicheleinheiten die erste Sprache, die Ihr Kind versteht. Jeder zärtliche Handgriff, jedes noch so leichte Anfassen wird von unzähligen hochsensiblen Nervenenden, die sich auf seiner Haut befinden, registriert und als Impuls an das Gehirn weitergeleitet. Überwältigende Glücksgefühle durchströmen den kleinen Körper und sämtliche Muskeln entspannen sich.

Am Anfang genügt es, die zarte Babyhaut mit einem feuchten Waschlappen sanft in kreisenden Bewegungen zu säubern. Wasser reicht dazu völlig aus, Seife würde nur den Schutzmantel der Haut angreifen. Bei späteren Vollbädern sollten Sie auch keine schäumenden oder parfümierten Badezusätze verwenden, eher ein paar Tropfen Öl.

Und nehmen Sie sich Zeit, um diese Freuden mit Ihrem Kind zu teilen. Bald wird es sich in seiner Haut rundum wohl fühlen und vor Zufriedenheit glucksen. Sonnenwarm wird Ihnen dabei ums Herz.

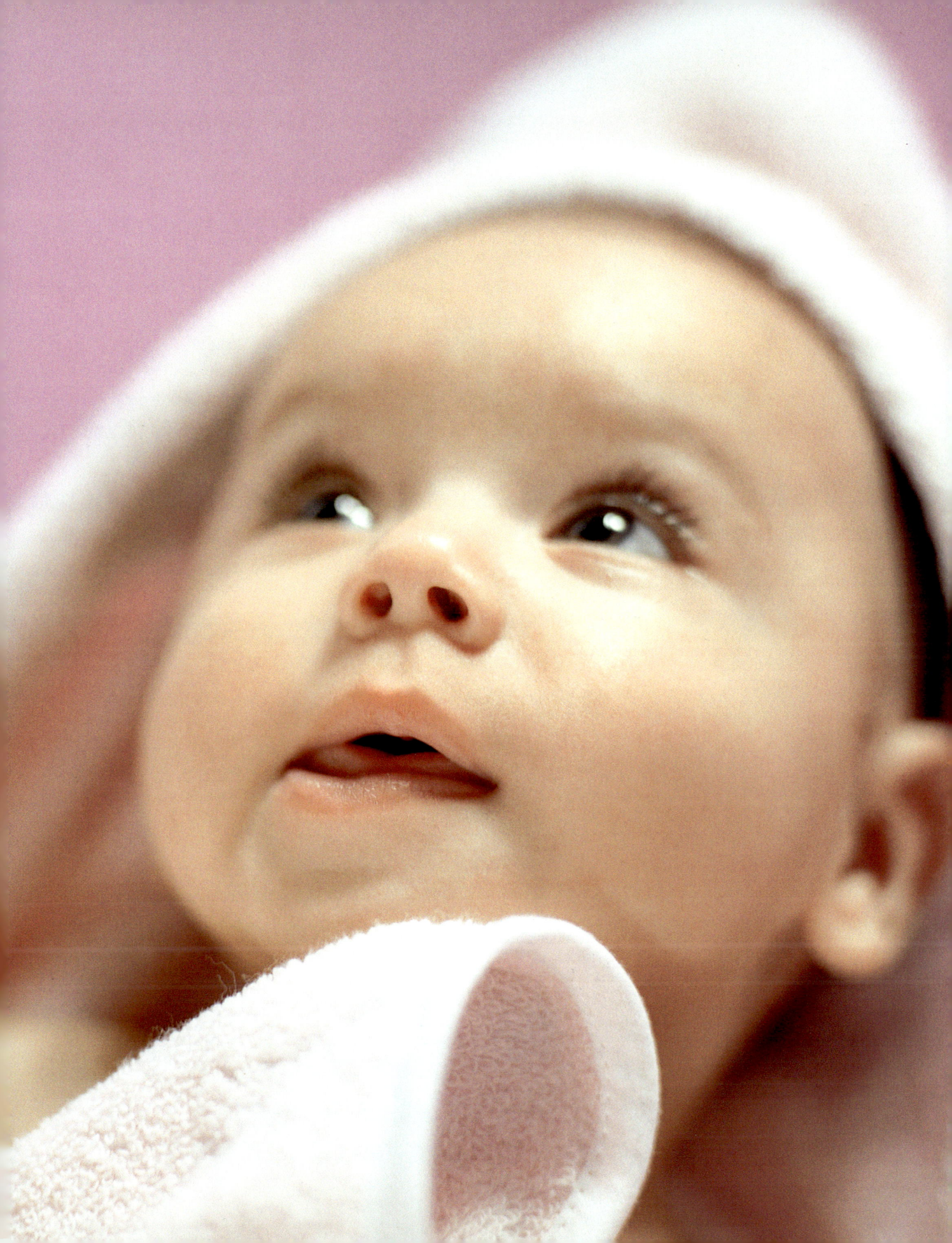

Schön abrubbeln, bitte! Fest in Mamas Händen macht Plantschen riesigen Spaß.

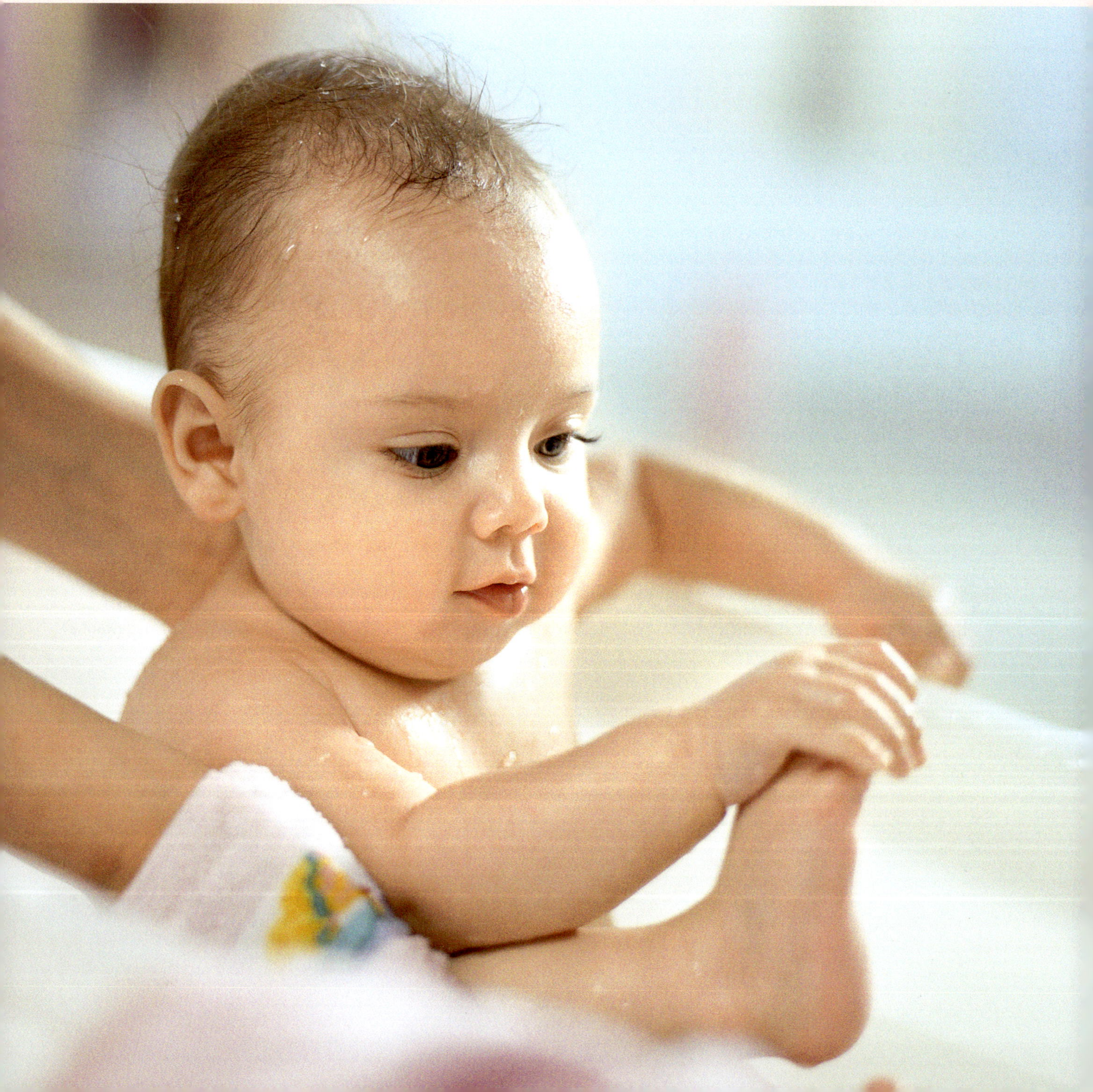

Großer Spaß beim Plantschen

Für Säuglinge ein ganz intensives Erlebnis – ein warmes Bad mit beruhigenden Pflanzenzusätzen. Da Babyhaut fünfmal zarter als Ihre eigene ist, kommen Wärme- und Kältesignale auch viel schneller im Gehirn an. Besonders vor dem Schlafengehen entspannt das Eintauchen ins wohlige Nass. Zudem wird Ihr Baby an die wunderbare Zeit im Mutterleib erinnert: Angenehm temperiertes Wasser umhüllt den kleinen Körper, der nahezu schwerelos durch das Nass gleitet – natürlich sicher gebettet auf Ihren Händen. Auch wenn Ihr Kind das Baden genießt, sollten Sie diese Zeremonie nicht mehr als ein- bis zweimal in der Woche begehen, um die Haut nicht übermäßig zu strapazieren. Wasserscheue Babys, die sofort anfangen zu schreien, wenn sie mit dem Nass in Berührung kommen, sollten keinesfalls zum Wannenglück gezwungen werden. Eine „Katzenwäsche" mit einem Waschlappen oder feuchten Wattepads reicht in diesem Fall völlig aus.

Rituale beim Baden

Babys mögen es überhaupt nicht, wenn sie unmittelbar nach den Mahlzeiten gebadet werden. Wer satt ist, blickt lieber ins Leere und will sanft in Kissen gebettet werden. Aber auch hungrige Babys ziehen es vor, gestillt zu werden oder ein Fläschchen zu bekommen. Sobald Sie einen idealen Zeitpunkt herausgefunden haben, machen Sie einen festen Termin daraus, denn es spielt keine Rolle, ob er morgens, mittags oder abends ist – Hauptsache, alle fühlen sich dabei wohl.

In 36 bis 37 Grad warmem Wasser kann Ihr Baby anfangs fünf, später dann zehn Minuten lang seinen Badespaß haben. Und damit Ihr Kind nach dem Plantschen im Nass keine Gänsehaut bekommt, sollte das Badezimmer auf 24 Grad vorgeheizt sein.

Tipp

Denken Sie immer daran: Föhn oder andere elektrische Geräte gehören außer Reichweite der Badewanne!

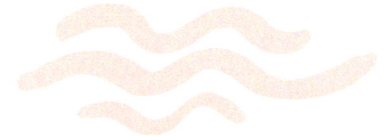

Sichere Handgriffe für Neugeborene

Möglicherweise bereitet Ihnen das Baden am Anfang ein wenig Probleme, da Sie Angst haben, das kleine Würmchen könnte Ihnen von der Hand abrutschen und ins Wasser plumpsen. Ihr Baby spürt diese Unsicherheit und wird sich vermutlich beim Plantschen nicht wohl fühlen. Doch keine Sorge: Mit den richtigen Handgriffen kann gar nichts passieren.

Umfassen Sie mit einer Hand die Schulter Ihres Babys. Der Daumen ruht auf der Armkugel, mit der Handfläche stützen Sie den kleinen Rücken, und das Köpfchen ruht auf Ihrem Handgelenk und Unterarm. Mit der anderen Hand umfassen Sie den Po des Kindes.

Heben Sie nun Ihr Baby über die Badewanne, und lassen Sie es zuerst mit den Füßchen das Wasser berühren, bevor Sie es langsam mit dem ganzen Körper ins Wasser legen (die Schultern sollten bedeckt sein, damit es nicht friert). Wiegen Sie Ihr Baby jetzt hin und her und suchen Sie seinen Blickkontakt. Wenn Sie es anlächeln und beruhigende Worte sprechen, wird es erkennen, dass die ungewohnte Körperstellung und der relativ feste Griff nicht bedrohlich sind.

Während Sie Ihr Kind unter den Achseln halten, können Sie mit der freien Hand sanft über sein Bäuchlein streichen und es später mit einem Einmal-Waschlappen vorsichtig reinigen. Danach ist das Wasservergnügen vorbei. Legen Sie wieder Ihre freie Hand unter den Po und heben Sie Ihr Baby langsam aus dem Wasser. Nun hüllen Sie es in ein vorgewärmtes Badelaken mit Kapuze und tupfen den kleinen Körper ab. Vor allem die Hautfalten am Po, am Hals und in den Achselhöhlen sollten trocken sein, damit es in diesen empfindlichen Bereichen zu keinen Entzündungen kommt.

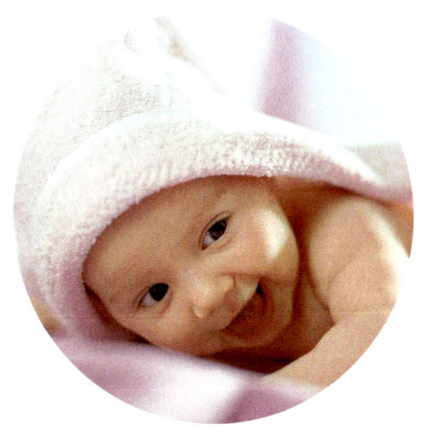

• • • •

Warm eingemummelt kühlt der kleine Körper nach dem Bad nicht aus.

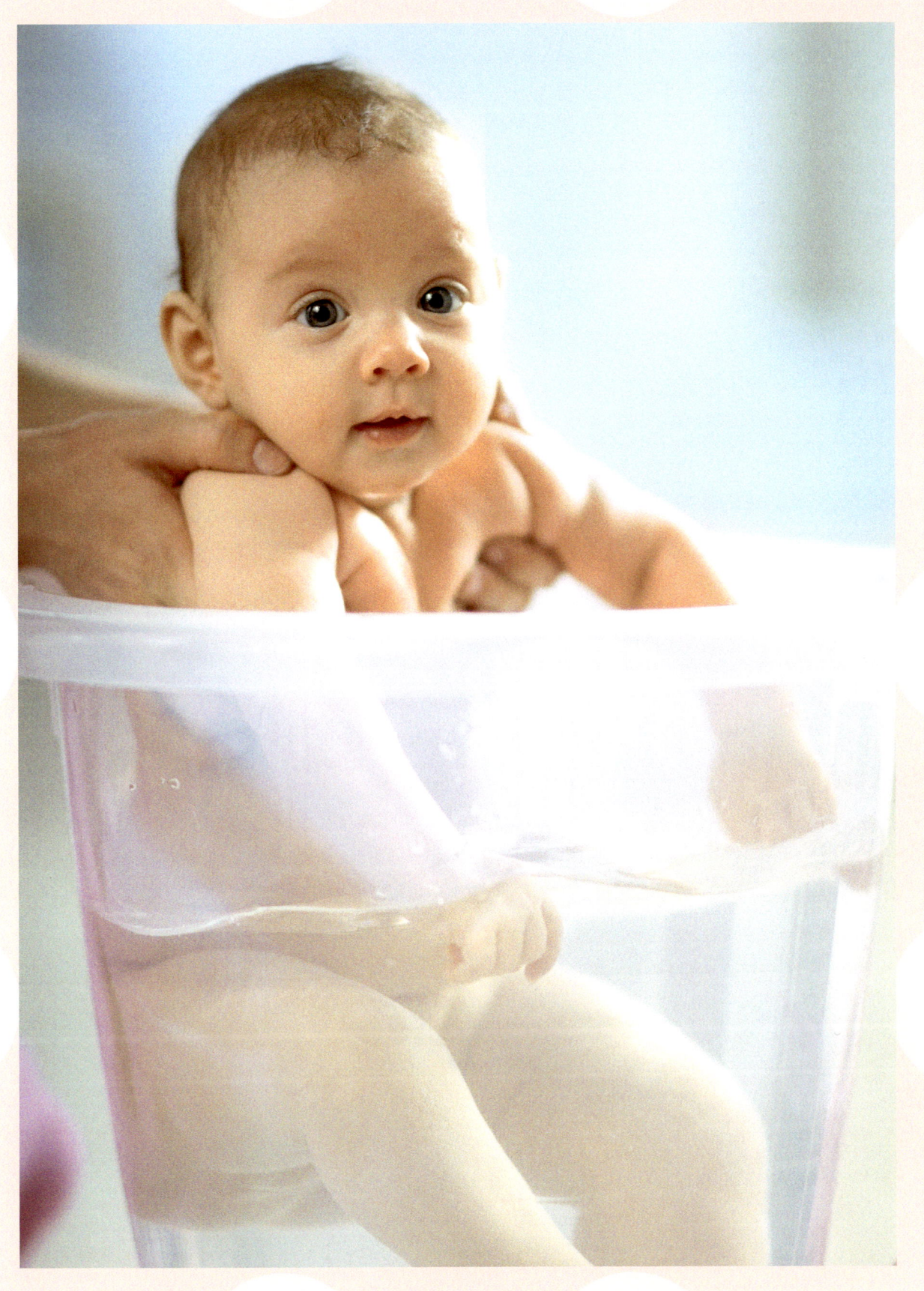

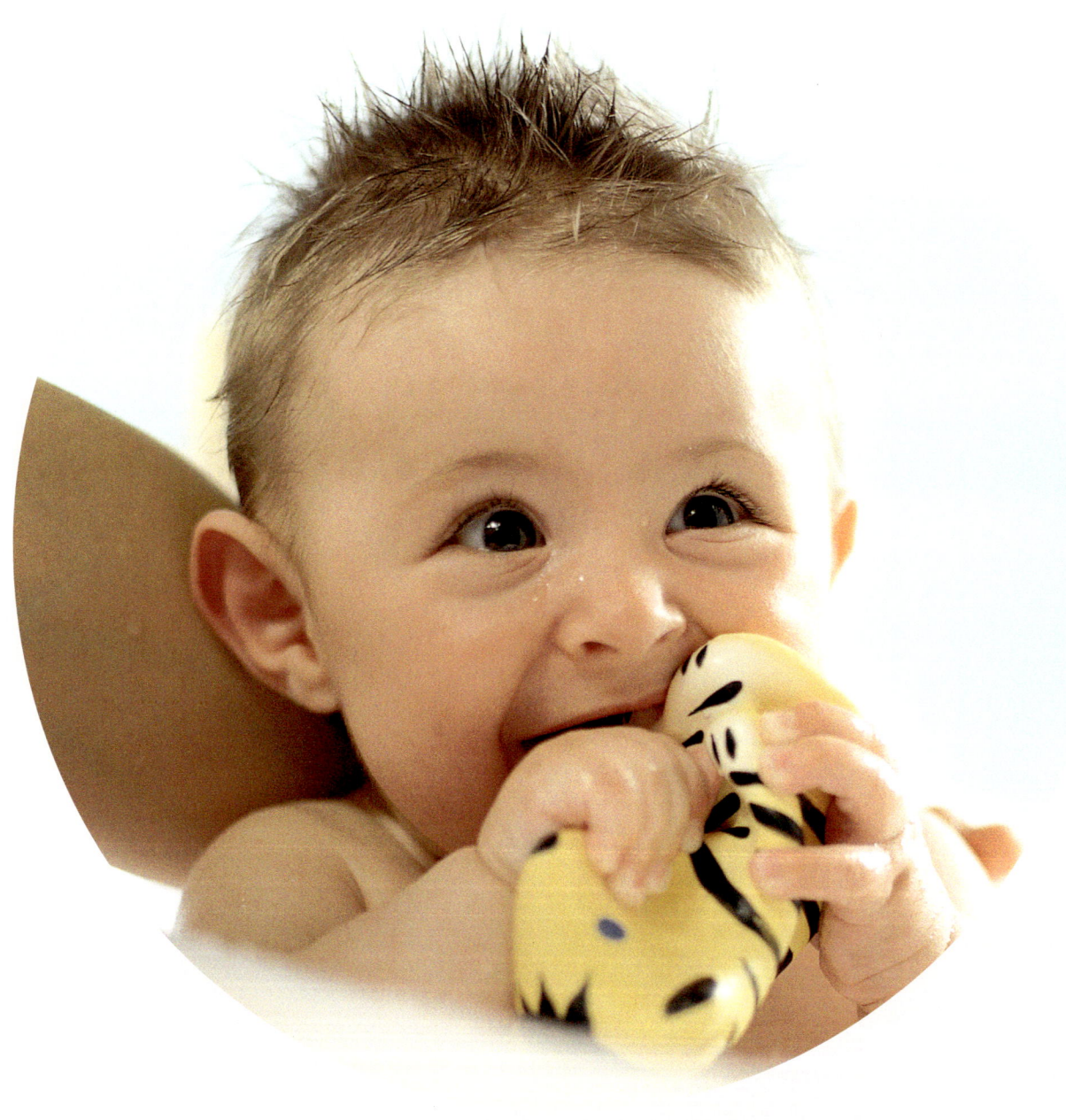

• • • •

Beim Baden sind Babys kaum zu bremsen. Gerne teilen sie die Wanne mit einem Lieblingstier, das sich ordentlich knuddeln lässt.

Kleinkinder im Wannenglück

Wenn Ihr Kind schon Erfahrungen mit dem Baden hat und sein Köpfchen sicher halten kann, sollten Sie zur Abwechslung auch mal die Bauchlage ausprobieren. Dazu umfassen Sie mit einer Hand den oberen Bereich des Brustkorbs, sodass Sie Ihr Kind unter den Achseln am Oberarm im Griff haben. Mit der anderen halten Sie den unteren Bereich des Oberkörpers in Höhe des Bäuchleins. Die Händchen sollen zuerst das Wasser berühren, bevor Ihr Baby schließlich ganz ins warme Nass eintaucht. Zappelt es lebhaft, dann fühlt sich Ihr Kleines sichtlich wohl. Ein Wendemanöver in die Rückenlage erübrigt sich dann jedenfalls.

Sobald Ihr Kind sicher alleine sitzen kann, braucht es eine entsprechend größere Planschmöglichkeit. Dazu eignet sich die Familienwanne, wenn sie mit einer Anti-Rutsch-Matte ausgestattet ist. Aber auch bei höchster Sitzkunst: Lassen Sie Ihr Baby im Badezimmer nicht eine Minute allein! Die Gefahr, dass es mit dem Kopf unter Wasser gerät und sich selbst nicht mehr aufrichten kann, ist zu groß.

Außerdem genießt es Ihr Baby, wenn Sie ihm bei seinem Schwebeglück zuschauen. Noch toller ist es, wenn Sie selbst in die große Wanne steigen und die kleine „Wasserratte" in den Arm nehmen. Gemeinsam können Sie nun wilde Spiele im warmen Nass mit Quietschenten und Plastikfischen veranstalten. Mit lautstarkem Protest wird Ihr Kind vermutlich auf das Ende der Badezeit reagieren.

Beim Haarewaschen hört – trotz mildem Shampoo – für viele Kinder allerdings der Badespaß auf. Denn sobald ihnen Wasser übers Gesicht läuft, gibt es Geschrei. Damit es nicht dazu kommt, hilft oft ein Waschlappen, den Sie Ihrem Baby auf die Augen legen, während Sie seinen Kopf ein wenig nach hinten halten. Manche Eltern setzen ihren älteren Kindern auch eine kleine Taucherbrille beim Abspülen der Haare auf. Sollten immer noch die Tränen kullern, dann können Sie es mit einem Haarwaschkranz (im Fachhandel erhältlich) versuchen. Er hält Schaum und Wasser aus dem Gesicht fern.

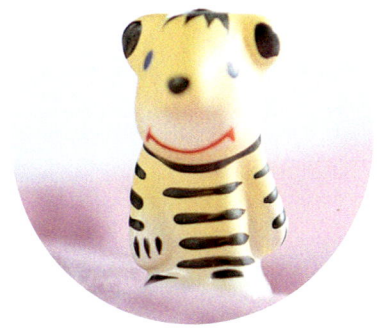

Streichen Sie nach der Haarwäsche mit einer Babybürste über den weichen Flaum – das fördert die Durchblutung der Kopfhaut.

Öl auf Babys samtweicher Haut

Ist die Haut Ihres neugeborenen oder schon älteren Kindes sehr trocken, hilft ein rückfettender und unparfümierter Badezusatz. Neben fertigen Kleie- oder Ölbädern können Sie aber auch einige Badezusätze selbst herstellen. Süßes Mandelöl mit Milch oder Sahne vermischt ist beispielsweise Balsam für sensible Babyhaut, da es sie schützt und zugleich wie eine Creme wirkt. Sie verrühren dazu einen Esslöffel Mandelöl mit einem Teelöffel Sahne oder Milch in einer kleinen Schale. Diese Mixtur geben Sie in die noch leere Wanne und lassen dann erst warmes Wasser einlaufen.

Wenn Ihr Baby zappelig ist und in der Nacht nicht gut schläft, verwöhnen Sie es mit einem wohlriechenden Entspannungsbad. Das ätherische Öl der Orangenblüte, auch Neroliöl genannt, wirkt schon nach kurzer Zeit: Die innere Unruhe verschwindet und Ihr Kind schläft zufrieden ein. Träufeln Sie dazu in einen Teelöffel Sahne zwei Tropfen Neroliöl (in Apotheken, Reformhäusern oder Naturkostläden erhältlich). Verrühren Sie die Mischung mit dem Badewasser.

Reine Liebkosung

Beruhigend und pflegend wirken Lavendel und Kamille. Wenn Ihr Kind beispielsweise einen unangenehm wunden Po hat, dann haben diese Kräuterzusätze im Badewasser eine entzündungshemmende und heilende Kraft. Überbrühen Sie dazu einen Esslöffel getrockneter Kamille oder Lavendel (in Apotheken erhältlich) in einer Tasse mit kochendem Wasser; zehn Minuten bedeckt ziehen lassen und anschließend den Aufguss ins Badewasser geben.

Tipp

Einige Babys haben Milchschorf. Ein wirksames Mittel ist süßes Mandelöl, das die harten Krusten aufweicht. Am besten die befallenen Stellen mit einem ölgetränkten Wattepad abtupfen und über Nacht einziehen lassen. Danach können Sie den Schorf mit einem nassen Waschlappen abwischen.

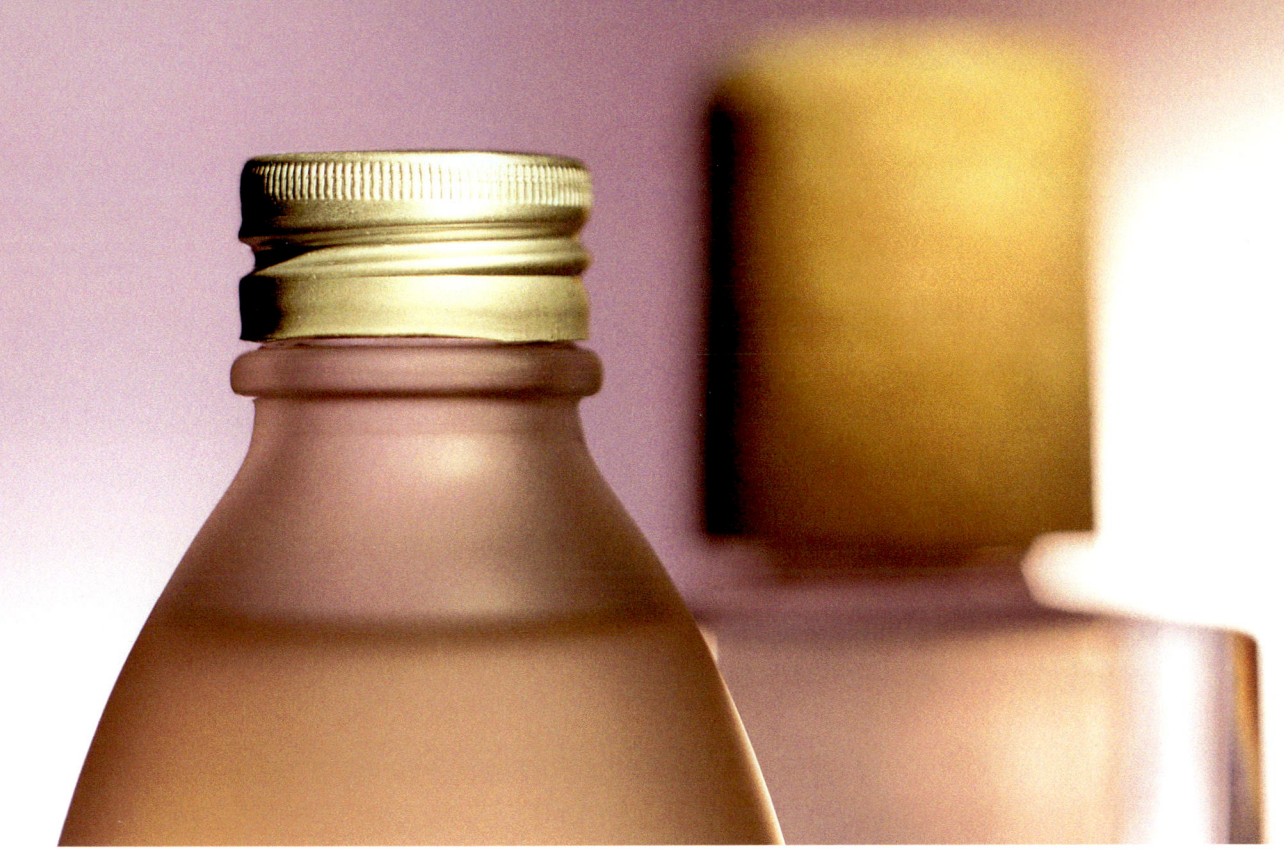

● ● ● ●

Heilsam und wohltuend: Spezielle Öle schenken Babys Haut eine Extraportion Pflege.

Das macht ganz schön zart

Naturreine und kalt gepresste Pflanzenöle lassen die Haut wie Seide erscheinen. Außerdem werden sie von ihr besonders gut aufgenommen. Die Öle wirken regenerierend und heilend, spenden aber auch viel Feuchtigkeit und binden diese gleichzeitig durch den Schutzfilm, den sie bilden. Für diesen wertvollen Effekt sorgen ungesättigte Fettsäuren, pflanzliche Weichmacher und Vitamine. Tragen Sie das Öl nie direkt auf die Haut auf – es könnte zu kalt sein. Ihr Baby soll ja nicht erschrecken. Am besten, Sie wärmen das Öl vor. Spezialisten für empfindliche Haut sind:

Avocadoöl – Dieses sehr gehaltvolle und nährstoffreiche Öl führt trockener Haut ausreichend Feuchtigkeit zu und hilft dabei, kleine rote Flecken zum Verschwinden zu bringen (diese ansonsten bitte nicht weiter behandeln). Das Öl der vitaminhaltigen Frucht dringt leicht in die Haut ein und hinterlässt einen sehr feinen, unaufdringlichen Duft.

Doppeltes Glück für Babys: zärtliche Hände und ein schön angewärmtes Körperöl.

Süßes Mandelöl – Es ist absolut mild und hautverträglich und außerdem eine ideale Basis zur Herstellung eines Massageöls. Wichtig: Um allergische Reaktionen vorzubeugen, geben Sie vor dem Auftragen einen Tropfen des Ölgemischs in die Armbeuge Ihres Babys. Warten Sie dann ein bis zwei Minuten. Zeigt sich eine leichte Rötung, ist vom Gebrauch des Öls dringend abzuraten.

Jojobaöl – Gewonnen wird es aus den Samen eines immergrünen Wüstenstrauches und ist eigentlich ein flüssiges Wachs. Weil dieses dem Eigenfett sehr ähnlich ist, zieht es besonders gut und rückstandslos in die Haut ein; zugleich kann es ihre Fähigkeit, Feuchtigkeit zu speichern, verbessern. Nicht nur deshalb zählt es zu besten Hautpflegemitteln überhaupt, sondern auch, weil es reich an Vitamin A und D und mineralischen Wirkstoffen ist. Da es nicht duftet, kann es sehr gut als Basissubstanz für die Mixtur eines wohlriechenden Körperbalsams dienen.

Duftende Öle

Ein Höhepunkt für die Haut Ihres Babys ist eine Mischung aus puren und ätherischen Ölen: Die angenehm duftenden Aromaöle schmeicheln nicht nur der Nase, sondern lassen sich mit Hilfe eines Pflanzenöls besonders schnell in die Haut einschleusen. Wegen ihrer geballten Konzentration an heilwirksamen Substanzen sind diese Ölmischungen gerade für die Babypflege hervorragend geeignet, da sie die Haut gut durchfeuchten, beruhigen und mit einer Extradosis an Nährstoffen versorgen. Aber Achtung: Ätherische Öle dürfen nie unverdünnt auf die Haut aufgetragen werden!
Und denken Sie auch daran: Wer diese Öle einsetzt, macht aus den Streicheleinheiten für das Baby eine kleine „Aromatherapie". Ätherische Öle entfalten ihre Wirkung nämlich nicht nur beim Eindringen in die Haut, sondern gleichzeitig über den Geruchssinn.

Schutz nach Maß

Mit diesen Rezepten können Sie Ihrem Kind ein schützendes Öl mischen, das die Haut verwöhnt und zugleich auf seine Bedürfnisse zugeschnitten ist:

Körperbalsam für trockene, empfindliche Haut

Für Neugeborene:	1 Tropfen Rosenöl
	auf 50 ml Avocadoöl
Für Babys ab drei Monaten:	2 Tropfen Rosenöl
	1 Tropfen Rosenholzöl
	auf 30 ml Jojobaöl

Pflegeöl mit beruhigender Wirkung

Für Neugeborene:	1 Tropfen Geranienöl
	auf 50 ml süßes Mandelöl
Für Babys ab drei Monaten:	1 Tropfen Geranienöl
	1 Tropfen Lavendelöl
	auf 50 ml süßes Mandelöl

Entspannendes und pflegendes Massageöl

Für Neugeborene:	1 Tropfen Jasminöl
	1 Tropfen Rosenöl
	auf 50 ml Jojobaöl
Für Babys ab drei Monaten:	2 Tropfen Jasminöl
	1 Tropfen Rosenöl
	auf 30 ml süßes Mandelöl

Linderndes Massageöl gegen Blähungen und Koliken

Für Neugeborene:	1 Tropfen Fenchelöl
	1 Tropfen Kreuzkümmelöl
	auf 50 ml süßes Mandelöl
Für Babys ab drei Monate:	2 Tropfen Fenchelöl
	1 Tropfen Kreuzkümmelöl
	auf 30 ml süßes Mandelöl

Tipp

Die Fläschchen mit ätherischen Ölen sollten Sie nach jedem Gebrauch fest verschließen, da die Duftessenzen sehr rasch verfliegen. Es empfiehlt sich, die Öle an einem kühlen und dunklen Ort aufzubewahren.

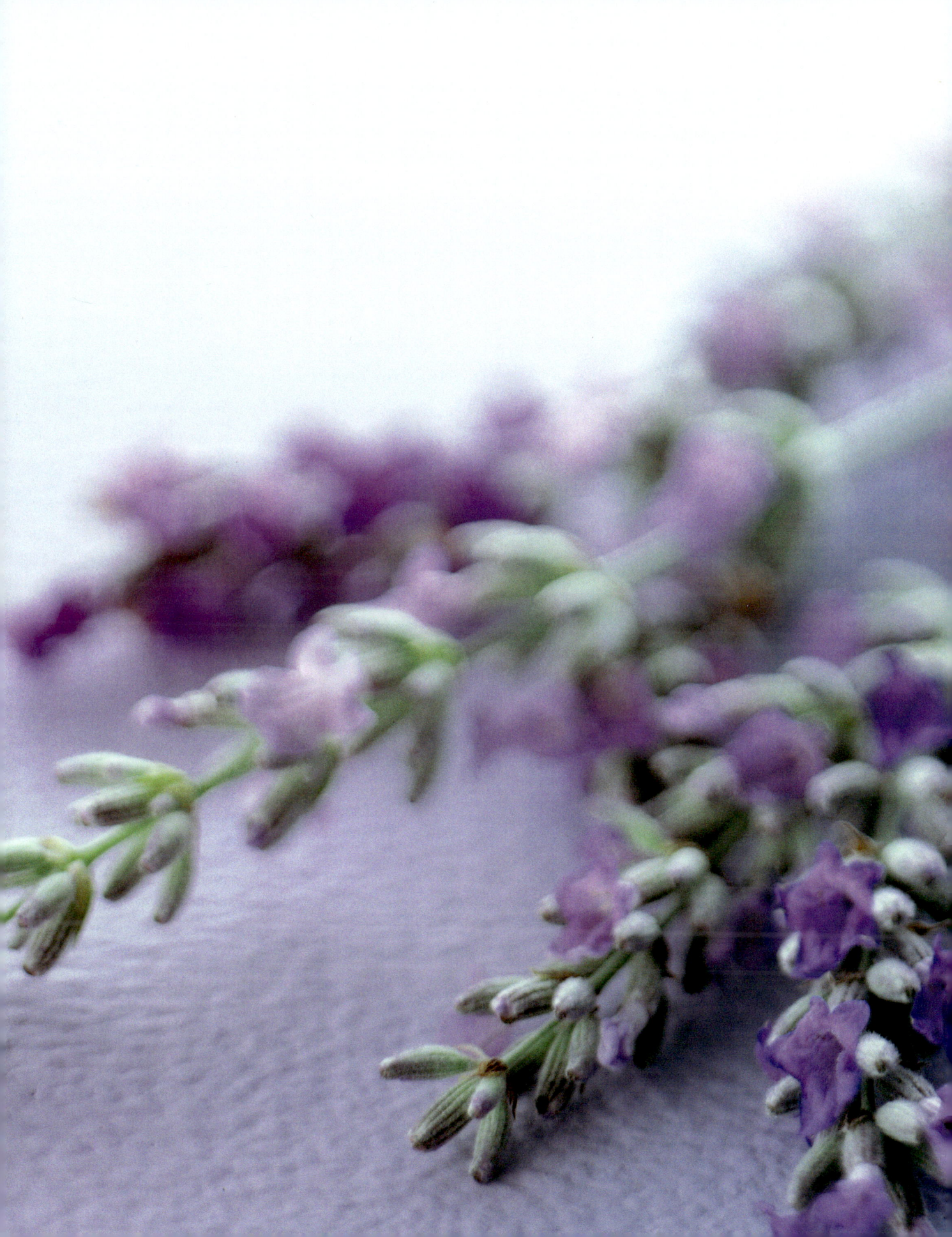

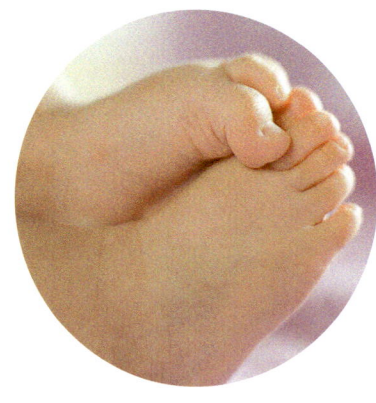

• • • •

Mit den Zehen lässt sich
prima spielen.

Den Körper
spüren und entdecken

Die ersten zwölf Monate sind für Ihr Baby eine einzige Entdeckungsreise. Unermüdlich wird es seinen kleinen Körper erforschen und dabei überaus wichtige Erfahrungen sammeln. Rasant lernt es, seine Hände als Spielzeug zu benutzen, die Augen und Hände miteinander zu koordinieren, um auf begehrte Objekte zu patschen. Diese bald auch zu greifen und sie lustvoll in den Mund zu stecken. Immer mehr macht es Ihrem Kind Spaß, ganz bewusst Ihre Aufmerksamkeit zu erregen, damit Sie seine Bedürfnisse nach Nahrung und Zärtlichkeit immer deutlicher erkennen können. Gern schaut es auf Ihren Mund und versucht, Ihre Laute nachzuformen.

Und alle Babys haben jetzt ein enorm wichtiges Ziel vor Augen: Sie wollen auf die Beine kommen. Unglaublich viel Energie setzen sie dafür ein. Mit großem Schwung rollen, drehen und krabbeln sie – bis es ihnen gelingt, sich aufzurichten. Noch etwas zaudernd folgt schließlich der große Moment: der erste Schritt. Für diese Meilensteine in seiner Entwicklung braucht Ihr Kind keine Hilfe. Der eigene Bewegungsdrang ist genügend ausgeprägt. Dennoch können Sie jeden seiner abenteuerlichen Schritte mit liebevollen Massagen und kleinen sportlichen Aktivitäten wohltuend unterstützen. Denn es ist bekannt: Hautstimulierende Reize und sanfte gymnastische Übungen helfen Ihrem Baby auf die Beine.

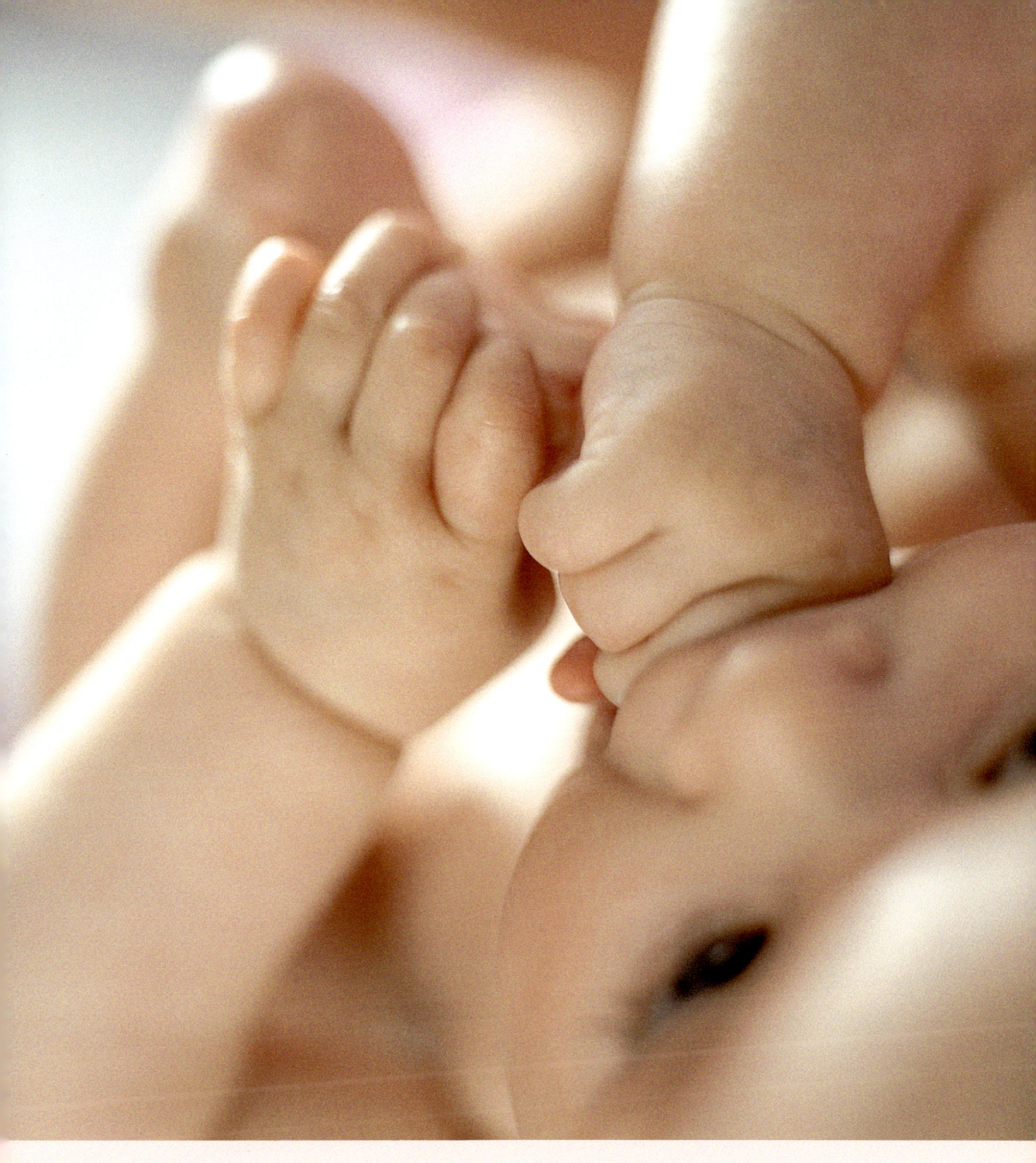

Eine tolle Erfahrung: Den eigenen Körper von Kopf bis Fuß erkunden und begreifen.

Schön entspannend:
Massage für die Kleinen

Ihr Kind wird es spürbar genießen, wenn Sie sich nach dem Baden Zeit nehmen, um den kleinen Körper mit Ihren Händen zu massieren. Selbst Neugeborene lieben den intensiven Hautkontakt. Keine Angst, sie sind nicht so zerbrechlich, wie sie ausschauen. Berührungen mit den richtigen Griffen macht Babys stark, zufrieden und fröhlich. Eine sanfte Massage entspannt die Muskeln und zeigt eine positive Wirkung auf die Abwehrkräfte. Ihr Baby kann auch besser ein- und durchschlafen, wenn Sie es zuvor mit einer zärtlichen Schmusemassage beruhigen. Dabei mag es genügen, wenn Sie im Uhrzeigersinn mit Ihren Fingern sanft über das Bäuchlein gleiten. Das tut auch gut bei Blähungen. Und weil durch die Streicheleinheiten vermehrt Glückshormone ausgeschüttet werden, fühlt sich Ihr kleiner Liebling mit Sicherheit rundum wohl in seiner Haut.

Berührung mit viel Fingerspitzengefühl

Vor Beginn jeder Massage sollten Sie die eigenen Hände in einem Wasserbad (35 Grad) etwa zwei Minuten anwärmen. Wichtig ist auch, dass Ihr Baby nicht friert. Angenehm ist eine Raumtemperatur so um die 25 Grad. Beim Massieren ist es wichtig, dass Sie Ihr Kind nicht zu vorsichtig streicheln, denn dadurch können unangenehme Nervenreaktionen hervorgerufen werden. Also: Ihr Baby immer mit einem sanften Druck berühren. Fünf Minuten lang dürfen Sie Ihr Neugeborenes mit einer Massage verwöhnen; bei älteren Babys können Sie diese Zeit auf zehn Minuten ausdehnen. Und wenn Sie dieses Ritual zweimal am Tag ausüben, dann wird das Streichelglück geradezu perfekt. Ist der Bauchnabel noch nicht abgeheilt, dann sollten Sie diesen Bereich bei der Massage aussparen.
Die Anleitung für eine Massage von Kopf bis Fuß finden Sie nebenan.

Direkt nach einer Mahlzeit sind Babys nicht unbedingt auf eine Massage eingestellt. Und ist Ihr Baby krank, dann setzen Sie am besten mit dem „Fingerprogramm" für eine Weile aus.

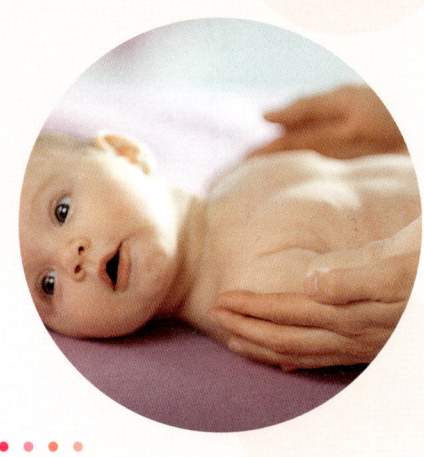

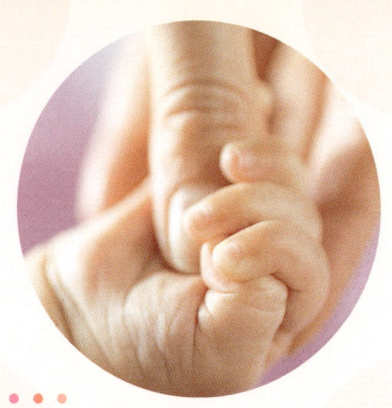

1. Streichen Sie langsam über die Schultern und Arme bis zu den Händen. Diese kurz umfassen.

2. Reiben Sie mit Ihrem Daumen kleine Kreise im Uhrzeigersinn auf Babys kleine Handfläche. Am besten zehn Kreise pro Hand.

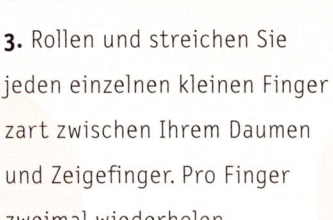

3. Rollen und streichen Sie jeden einzelnen kleinen Finger zart zwischen Ihrem Daumen und Zeigefinger. Pro Finger zweimal wiederholen.

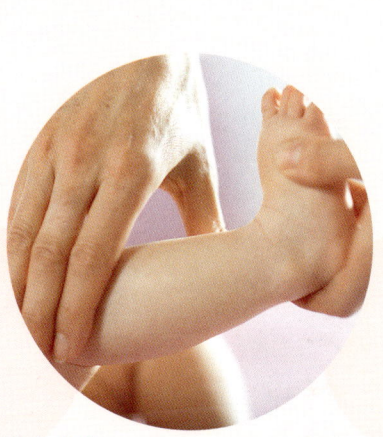

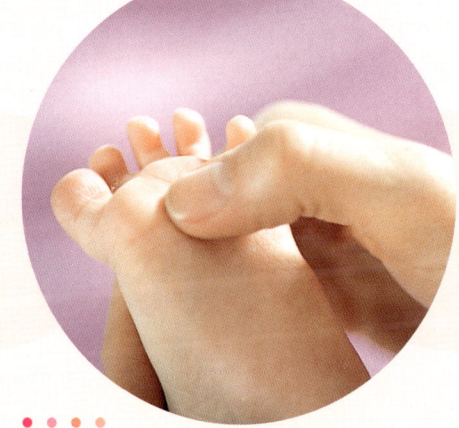

4. Streichen Sie sanft über die Wade aufwärts zum Oberschenkel. Halten Sie dabei das Bein am Fuß fest. Dreimal wiederholen.

5. Reiben Sie mit sanftem Druck kleine Kreise im Uhrzeigersinn auf die Fußsohle. Pro Füßchen zehn Kreise.

Der Rücken in zarter Hand

Babys genießen es, wenn sie bei der Massage auf dem Rücken liegen, weil sie so Blickkontakt zu Ihnen halten können. Aber auch eine Rückenmassage ist für die Kleinen ein lustvolles Erlebnis. Dazu drehen Sie Ihr Baby langsam über die Seite auf den Bauch. Es liegt nun der Länge nach vor Ihnen. Sie können Ihr Kind auch quer über Ihre Beine legen. Verreiben Sie zunächst ein paar Tropfen Öl in Ihren möglichst warmen Handflächen. Nun legen Sie beide Hände auf den kleinen Po. Von dort aus streichen Sie gleichzeitig mit beiden Händen nach oben zu den Schultern hin. Umfassen Sie die Schultern kurz und lassen Sie anschließend Ihre Hände zurück nach unten zum Po hin gleiten.

Danach streichen Sie mit beiden Händen wieder nach oben zu den Schultern. Von dort aus massieren Sie mehr den seitlichen Rückenbereich, indem Sie Ihre Handflächen links und rechts nach unten bis zu den Hüften rhythmisch bewegen. Am meistem verwöhnen Sie Ihr Baby, wenn Sie diese Technik dreimal wiederholen. Anschließend legen Sie Ihre Hände wieder auf die Schultern und beginnen – zunächst mit einer Hand – in fließenden Bewegungen nach unten zum Po zu gehen. Sind Sie unten angekommen, führen Sie die gleichen Streicheleinheiten mit der ruhenden Hand aus.

Krönender Abschluss: Reiben Sie mit geringem Druck große Kreise im Uhrzeigersinn auf den kleinen Po.

Viele Babys mögen es auch, wenn man ihren Hinterkopf massiert. Dazu geben Sie nochmals Öl auf Ihre Hände und reiben diesen nun gut damit ein. Streichen Sie anschließend mit beiden Händen abwechselnd in einer Abwärtsbewegung über das Hinterköpfchen bis zum Nacken Ihres Säuglings. Die Finger sind dabei leicht gespreizt, damit sich Ihre Handfläche der Kopfrundung anpassen kann.

Tipp

Wichtig beim Massieren sind kurze Fingernägel. Auch Ringe sollten Sie besser ablegen. Ihr Kind könnte sich sonst daran verletzen!

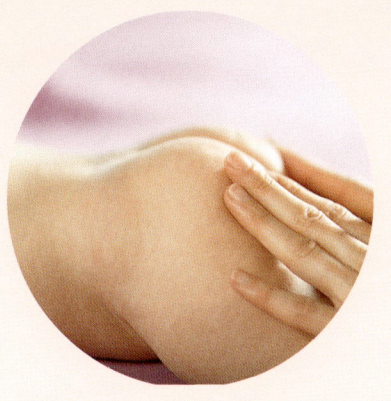

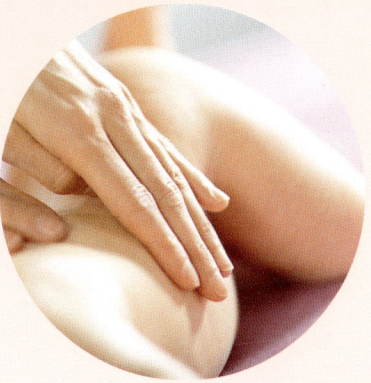

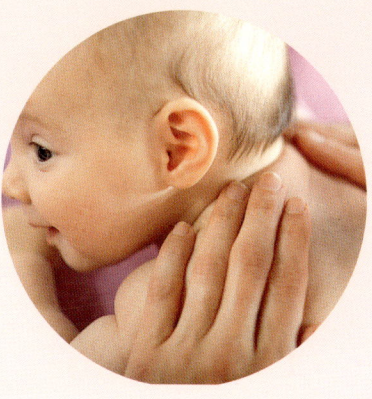

Die Massage beginnt beim Po und geht in Richtung Schultern.

Der seitliche Rückenbereich wird mit beiden Händen verwöhnt.

Von den Schultern nach unten zum Po streichen. Finale: Po-Kreise.

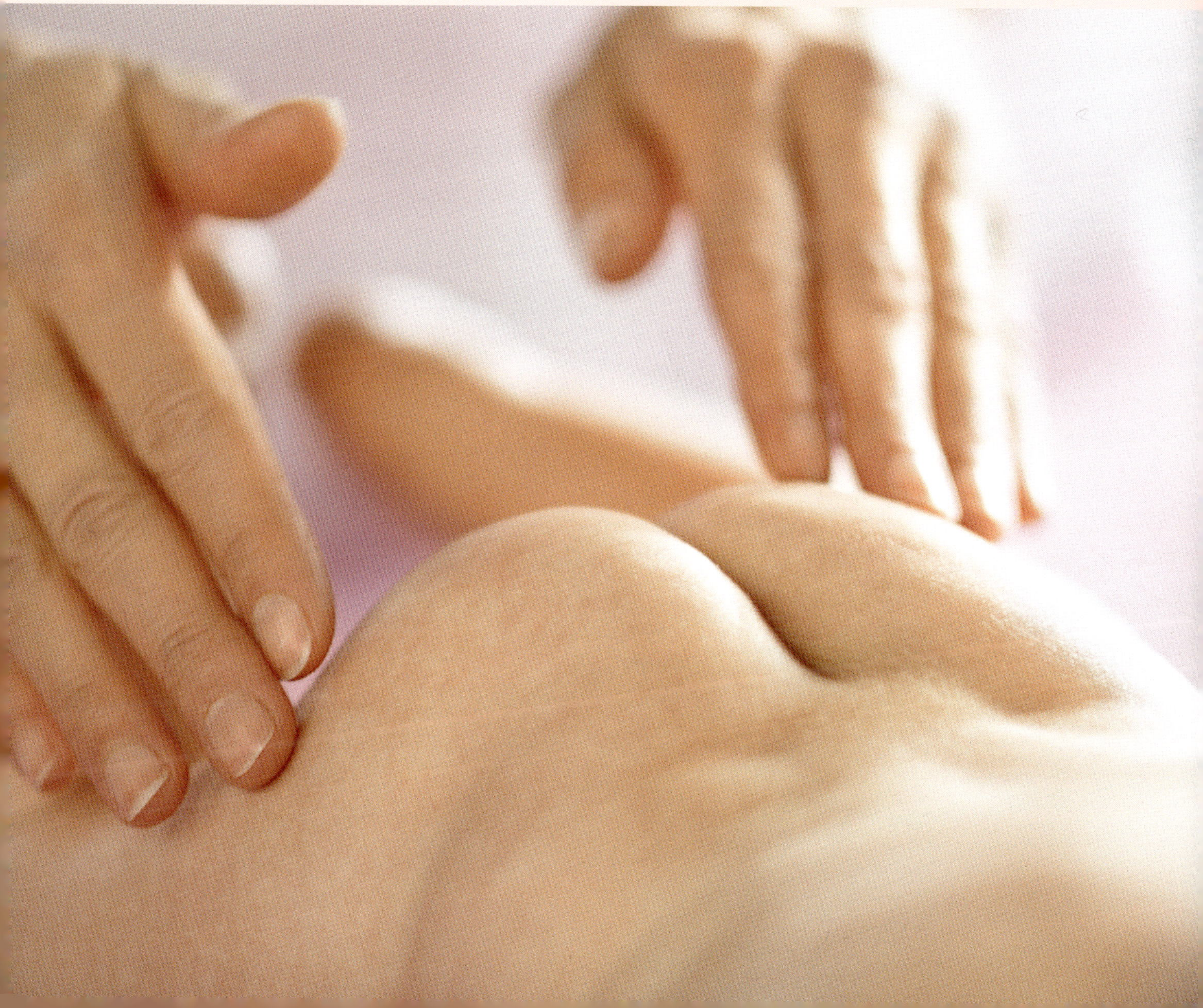

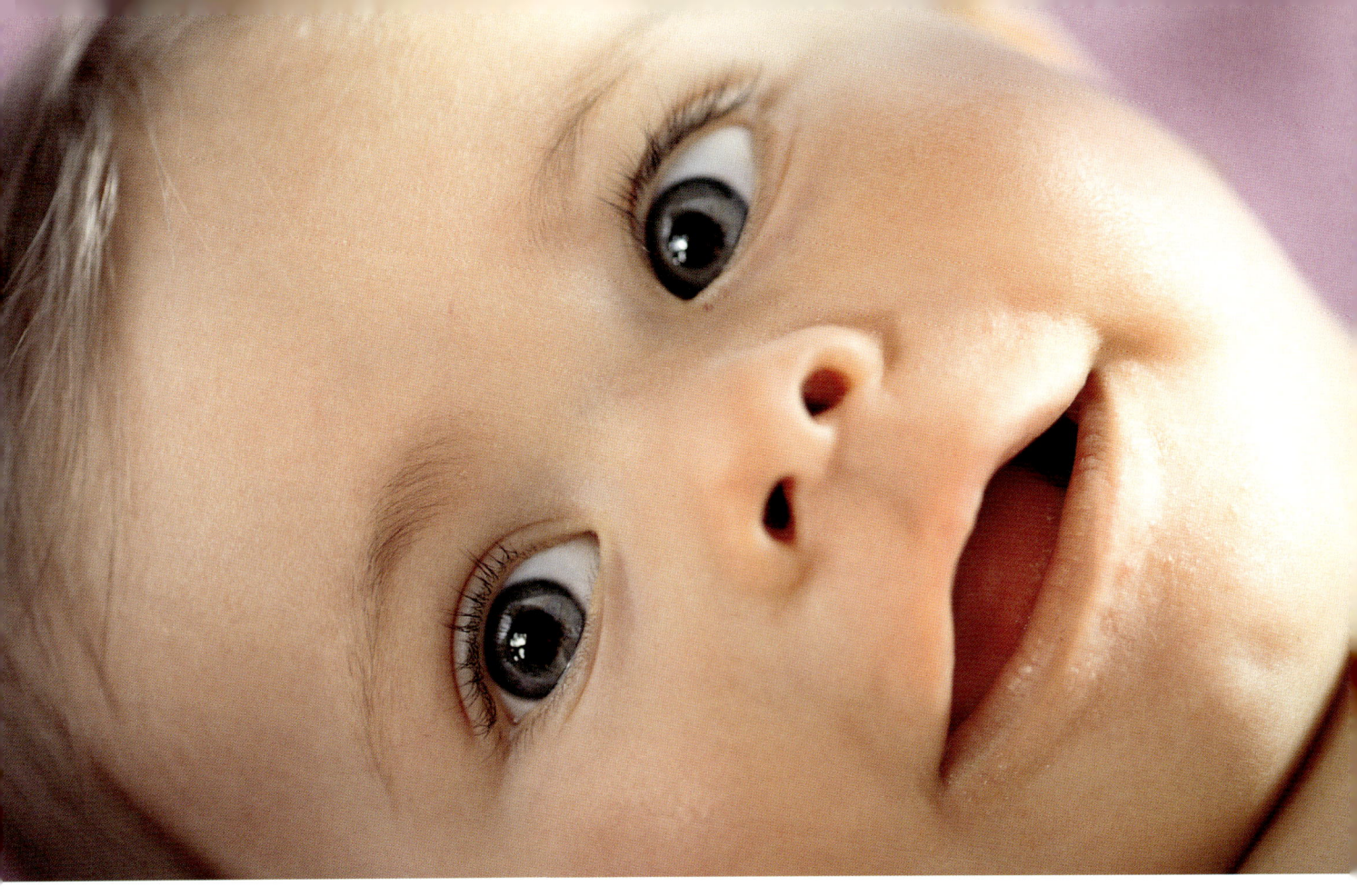

• • • •

Gute Laune nach einer Gesichtsmassage. Die Streicheleinheiten beleben die
Sinne und fördern die Entwicklung.

Extra gut: die Massage fürs kleine Gesicht

Den innigen Körperkontakt beenden Sie mit einer Massage des kleinen Ge-
sichtchens. Dazu drehen Sie Ihr Kind wieder über die Seite auf den Rücken.
Das Baby liegt auf Ihren ausgestreckten Beinen oder vor Ihnen auf dem
Wickeltisch, die Füßchen berühren Ihren Bauch.

Beugen Sie sich leicht zu Ihrem kleinen Liebling hin, und suchen Sie zunächst seinen Blick. Danach umfassen Sie liebevoll das Köpfchen Ihres
Babys und lassen Ihre Hände einen Augenblick darauf ruhen. Nach dieser
kurzen Einstimmung kann nun die eigentliche Gesichtsmassage beginnen.
Damit sie anregend und vitalisierend wirkt, massieren Sie relativ fest und
zügig gegen den Haarstrich. Abends sollte eine Gesichtsmassage eher entspannen. Dazu mit dem Haarstrich massieren und die Haut eher sanft
berühren. Auch auf langsame, ruhige Streichbewegungen achten.

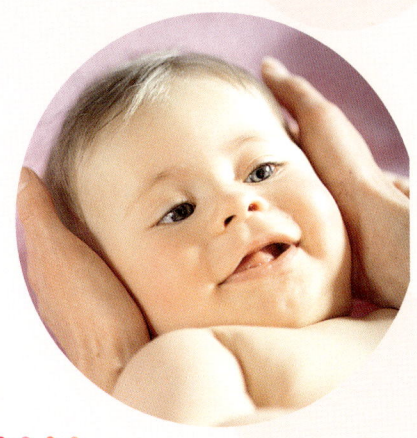

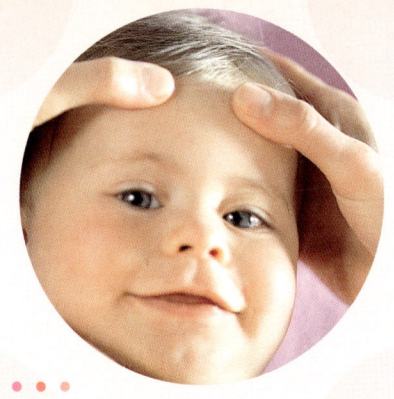

1. Umfassen Sie sanft das kleine Köpfchen Ihres Kindes. Lassen Sie Ihre Hände eine Weile in dieser Haltung ruhen.

2. Streichen Sie beide Daumen mit leichtem Druck bis zu den Schläfen. Dreimal wiederholen.

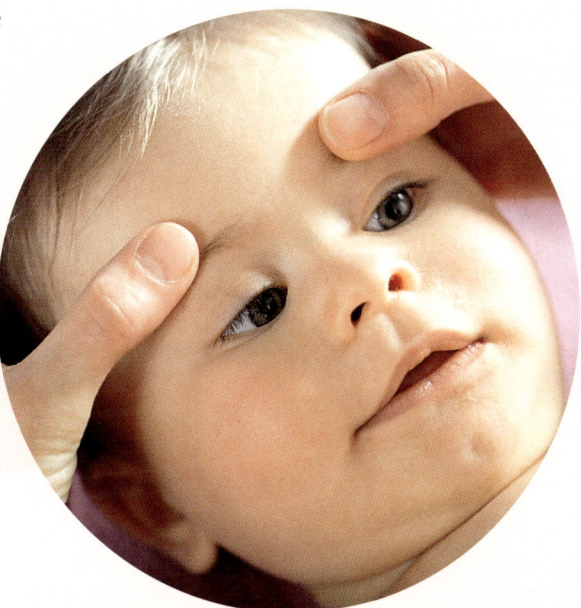

3. Drücken Sie ganz behutsam auf die Nasenwurzel und streichen Sie mit dem Daumen langsam die Augenbrauen entlang. Dreimal wiederholen.

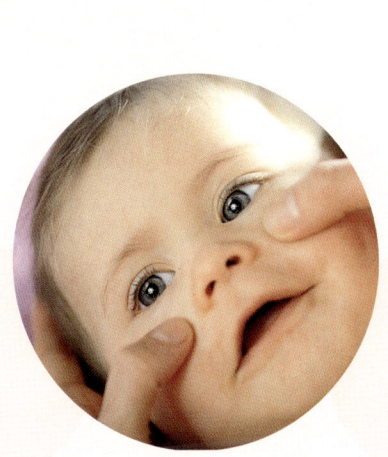

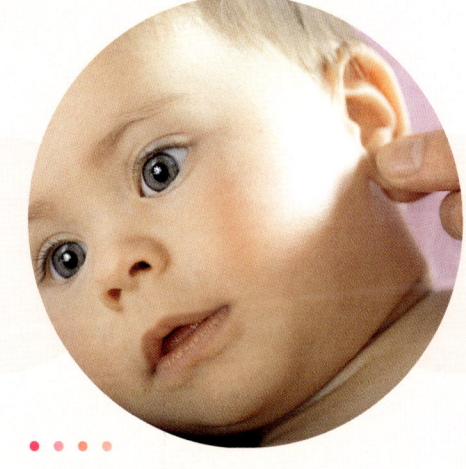

4. Streichen Sie mit dem Daumen links und rechts der Nasenflügel sanft über die Wangen bis zu den Ohren hin. Dreimal wiederholen.

5. Reiben Sie beide Ohrläppchen langsam zwischen Ihren Fingerspitzen. Zum Abschluss beide Daumen auf Babys Kinn legen und sacht nach außen streichen.

Ganz beweglich: Babygymnastik

Ob noch ganz klein oder schon groß – Kinder sind immer in Bewegung. Gleich nach dem Aufwachen fangen Säuglinge zu strampeln an, rudern mit den Ärmchen und drehen den Kopf von der einen auf die andere Seite. Später beginnen Babys ihre Lage selbstständig zu ändern. Sie drehen sich aus der Rücken- in die Bauchlage und umgekehrt. Anschließend krabbeln oder laufen sie im Eiltempo durch die Wohnung. Keine Entfernung ist zu groß, um zum Ziel ihrer Wünsche zu gelangen.

Auch diese Entwicklungsschritte unternimmt Ihr Baby aus eigenem Antrieb, weil es einen unbändigen Entdeckerdrang in sich spürt. Dennoch können Sie es dabei unterstützen, indem Sie seine Bewegungsfreude mit einfachen Gymnastikübungen anregen. Das macht die kleinen Muskeln stark und hält die Gelenke beweglich. Eine kurze „Turnstunde" bereitet Ihrem Kind nach der Massage besonders viel Wohlgefühl, da Haut und Muskeln schon gut durchblutet und aufgewärmt sind.

Auf zum fröhlichen Turnen

Sobald Ihr Baby drei Monate alt ist, dürfen Sie mit den Bewegungsübungen beginnen und ein lustiges Spiel daraus machen. Anfangs reichen fünf Minuten Gymnastik aus, um die Muskeln und Gelenke zu trainieren. Ab dem fünften Monat kann Ihr Baby bis zu zehn Minuten lang sportlich aktiv sein. Bei angenehmer Raumtemperatur nackt auf dem Wickeltisch liegend, bereitet das kleine Gymnastikprogramm Ihrem Baby am meisten Vergnügen. Spaß und Freude sind beim Minitraining überhaupt das Wichtigste: Beobachten Sie also die Reaktionen Ihres Kindes sehr genau. Denn sobald es unruhig wird, sollten Sie die Turnstunde beenden. Und zwingen Sie Ihr Baby niemals dazu, Bewegungen auszuführen, die es nicht machen will. Ebenfalls sollten sie ruckartige, schnelle Aktionen vermeiden, denn dadurch bekommt Ihr Kind Angst und wird sich verkrampfen. Auf der folgenden Seite finden Sie ein paar Übungen für starke Beine.

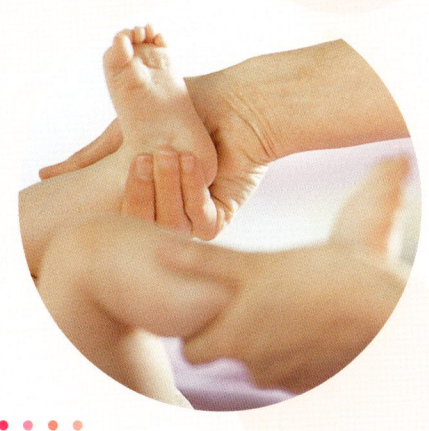

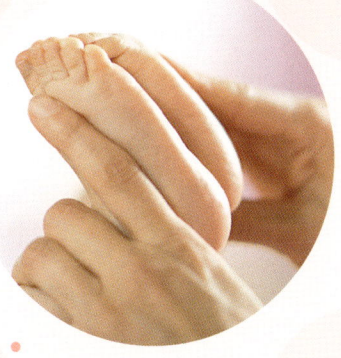

● ● ● ●

1. Beugen und strecken Sie beide Beine ganz sanft – das unterstützt die spontanen Strampelbewegungen. 10- bis 20-mal wiederholen.

● ● ● ●

2. Klatschen Sie zärtlich beide Fußsohlen aneinander – das dehnt die Muskeln der Beine. Sechsmal wiederholen.

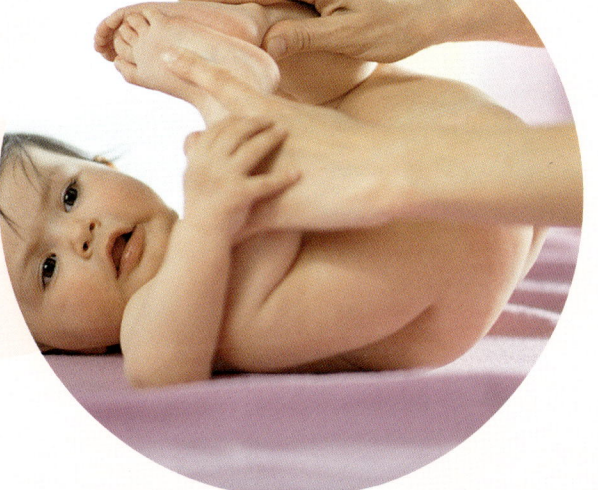

● ● ● ●

3. Heben Sie die Füße langsam und vorsichtig zum Bauch und weiter zur Brust bis zum Gesicht hin. Dreimal wiederholen.

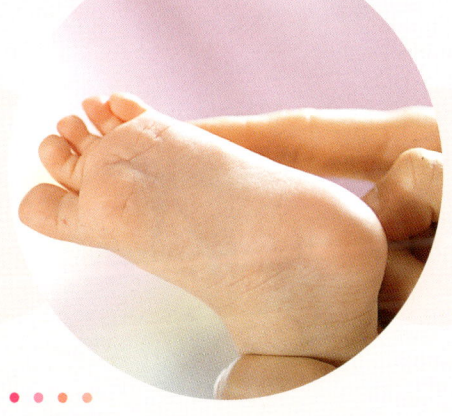

● ● ● ●

4. Drücken Sie mit dem Zeigefinger auf die Fußsohle – dadurch beugen sich die kleinen Zehen reflexartig.

● ● ● ●

5. Drücken Sie dann Ihren Zeigefinger quer auf den Fußrücken. Die kleinen Zehen strecken sich wieder. Sechsmal wiederholen.

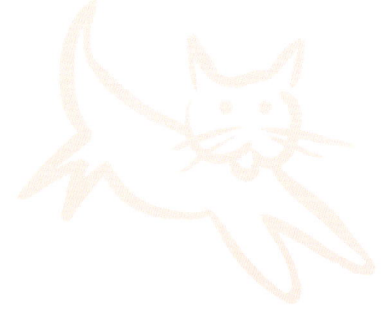

Mit großem Schwung in die Welt

Babys drücken Gefühle stets mit dem ganzen Körper aus. Sie drehen sich,
werfen die Arme hoch, lachen, jauchzen, die Augen strahlen – das ganze
Kind ist pure Freude. Aber Bewegungen sind für Ihr Baby auch eine
besonders lebenswichtige Angelegenheit. Denn nur durch ausreichend
Mobilität kann es sich rundum gesund entwickeln.

Doch was für Erwachsene wie ein Spiel aussieht, ist für Ihren Säugling an-
strengende Muskelarbeit. Um nämlich aufrecht gehen zu können, muss die
kindliche Bein- und Fußmuskulatur so weit aufgebaut sein, dass sie den
kleinen Körper tragen kann. Aber noch nicht genug: Ihr Baby lernt durch
Bewegung sein Körperbewusstsein zu trainieren. Das ist besonders für die
Entwicklung zielgerichteter Bewegungsabläufe von größter Bedeutung –
beispielsweise, wenn es nach dem heiß geliebten Kuscheltier oder dem neu
zu erobernden Kochtopf greifen möchte.

Sobald Ihr Kind seinen Bewegungsdrang voll auslebt, wirkt sich dies außerdem positiv auf sein geistig-seelisches Wachsen aus. Denn alles, was Ihr
Baby durch tägliches Üben selbstständig erfahren hat, erfüllt es mit der
allergrößten Zufriedenheit. Sein Selbstbewusstsein wird gestärkt und seine
Sinneswahrnehmungen verfeinern sich.

Sobald sich Ihr Kind selbstständig von der Rücken- in die Bauchlage drehen und später krabbeln lernen will, braucht es viel Kraft in den Armen
und Schultern. Aber auch die feinen Muskeln der Hände müssen stark sein,
um Gegenstände greifen und festhalten zu können. Also, nichts wie ran an
das erste Muskelaufbautraining für starke Hände, Arme und Schultern!

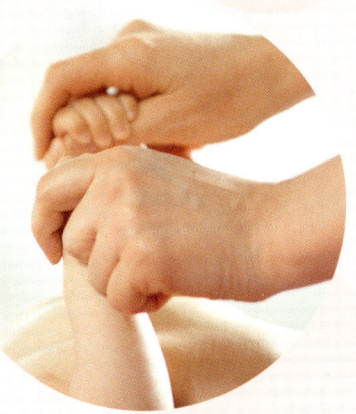

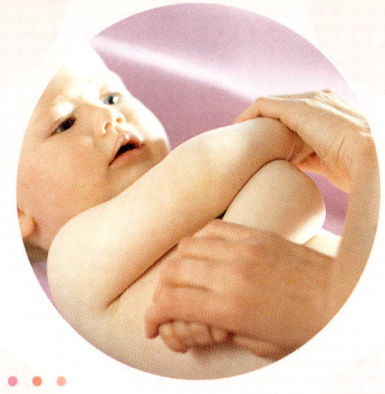

● ● ● ●

1. Halten Sie Ihrem Kind beide Daumen hin, die es sofort mit seinen Händchen ganz fest umklammern wird.

2. Überkreuzen Sie die Arme Ihres Babys, und halten Sie diese ein paar Sekunden ruhig in der Stellung.

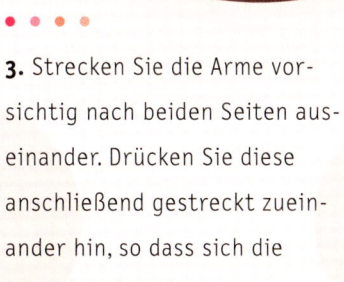

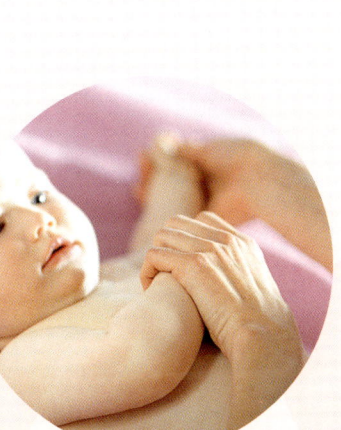

3. Strecken Sie die Arme vorsichtig nach beiden Seiten auseinander. Drücken Sie diese anschließend gestreckt zueinander hin, so dass sich die Händchen berühren.

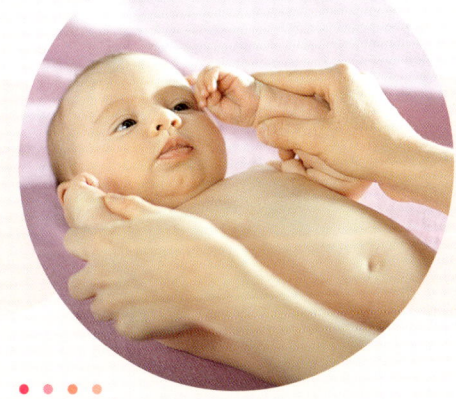

4. Bewegen Sie die Arme nun abwechselnd: Während Sie ein Ärmchen seitlich ausstrecken, lassen Sie das andere angewinkelt auf der Brust liegen.

5. Halten Sie zum Schluss beide Arme in Höhe des Ellenbogens, und führen Sie beide Händchen an die Wangen Ihres Babys.

Schmuse- und Lernspiele

In zwölf aufregenden Monaten wachsen und lernen Kinder

in rasantem Tempo. Eltern, die darüber staunen und ihre Begeisterung

zeigen, sind die besten Begleiter für die kleinen Entdecker.

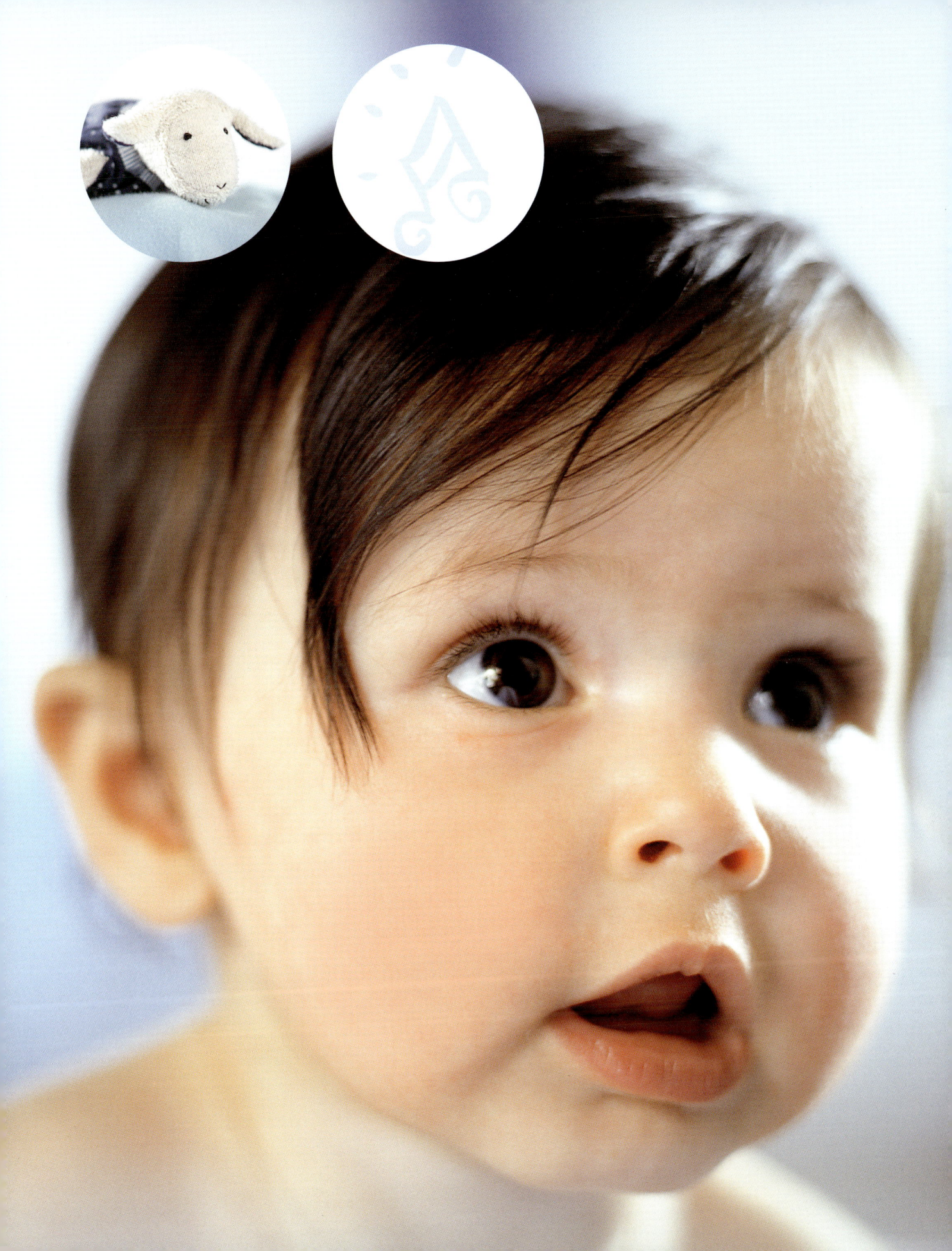

Zeit für Spiel und Zärtlichkeit

Ein besonders schönes Erlebnis ist es, ein Baby dabei zu beobachten, wie es im Lauf der Zeit seinen kleinen Körper immer besser begreift. Die Kleinen entdecken oft von einem Tag auf den anderen etwas Neues, wozu sie kein ausgeklügeltes Lernprogramm brauchen. Mit sichtbarer Begeisterung erforschen und untersuchen sie den Alltag. Einfühlsame Eltern unterstützen die natürliche Neugierde ihres Babys und helfen ihm bei der Erprobung der Welt. Eigentlich ist der Anfang für Mütter und Väter ganz einfach. Ihr Säugling guckt meist stillvergnügt in die Runde, noch ist er nicht auf allen Vieren unterwegs. Sie sollten auf seinen Blick reagieren und ihn mit mimischen Spielen beantworten. Später müssen Sie dann mehr in Aktion treten. Da wäre es schon toll, wenn Sie selbst wieder kindliche Züge annehmen – das versetzt Sie in Spiellaune und Ihr Baby in Entzücken.

In Geborgenheit die Welt erleben (1. bis 3. Monat)

Gerade in den ersten Lebensmonaten ist Ihr Baby hauptsächlich mit Schlafen beschäftigt. Viele schlummern über den Tag verteilt 18, ja sogar 20 Stunden. In den Wachphasen haben Sie dann genügend damit zu tun, sich ganz langsam an ihre Umgebung zu gewöhnen. Der Schlaf ist gleichsam ein Selbstschutz, um von den vielen fremden Eindrücken nicht überwältigt zu werden. Sobald der Säugling seinen Hunger gestillt hat und ein Weilchen wach liegt, sucht er mit großer Sehnsucht Vertrautes. Am wohlsten fühlt sich Ihr Baby, wenn es ganz nah bei Ihnen sein darf. Mit sanften Schmuse- und Schaukelspielen können Sie ihm all das geben, was es braucht, um sich in seinem Dasein als neuer Erdenbewohner vollkommen geborgen und beschützt zu fühlen.

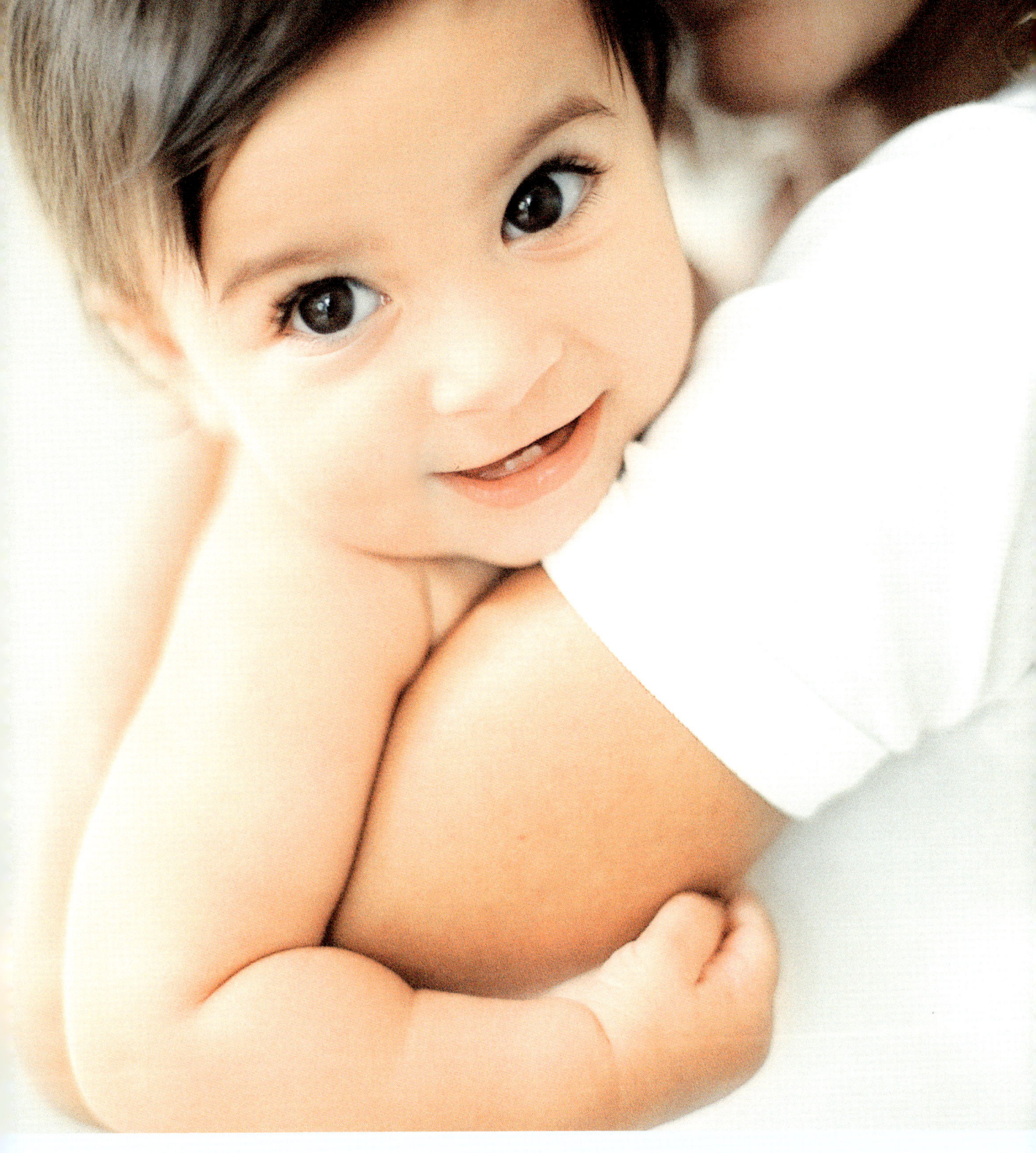

Ganz nah am Körper einer vertrauten Person fühlt sich ein Baby richtig geborgen und kann die Welt wunderbar anschauen.

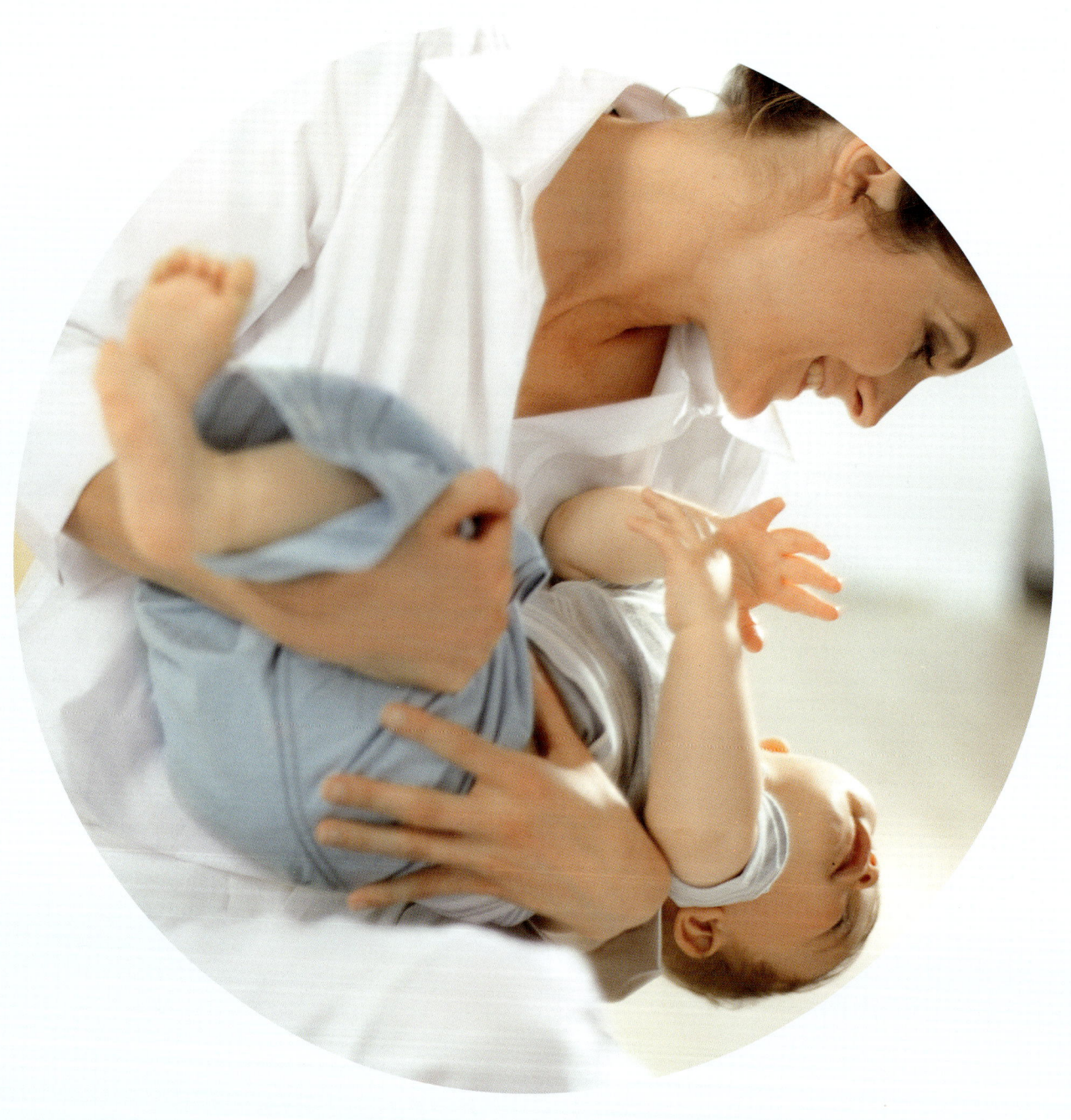

Seht her! Babys freuen sich und jauchzen, wenn die Welt ein einziges Wiegen und Schaukeln ist.

Schaukeln ist das Höchste

Die interessanteste Unterhaltung für Neugeborene sind die Eltern. Nichts ist faszinierender, als in ihren Armen hin- und hergeschaukelt zu werden, die Stimme von Mutter oder Vater im Ohr zu vernehmen oder eine schöne Melodie zu hören. Mit dem zweiten Monat macht Ihr Baby einen Entwicklungsschub und seine körperliche Haltung wirkt viel entspannter und stabiler. Sie können es jetzt in einer Position wiegen, die Ihren Rücken entlastet. Auf Ihren Knien ruhend und mit einem kleinen Kissen unter seinem Köpfchen, liegt es ganz sicher. Bewegen Sie nun vorsichtig beide Beine immer wieder auf und ab. Fühlt sich Ihr Kind wohl dabei, können Sie die leichten Schaukelbewegungen auch zur Seite ausführen: Halten Sie Ihr Baby dazu fest und bewegen Sie Ihre Beine langsam im Rhythmus des folgenden Liedchens:

Es tanzt ein Bibabutzemann

in unserem Haus herum, wiedebum.

Es tanzt ein Bibabutzemann

in unserem Haus herum.

Er rüttelt sich, er schüttelt sich,

er wirft sein Säckchen hinter sich.

Es tanzt ein Bibabutzemann

in unserem Haus herum.

Falls Ihr Kind nicht in Spiellaune ist, wird es Ihnen dies deutlich zeigen. Denn Babys brauchen nicht nur Anregungen, sondern auch Zeit, sie zu verarbeiten. Sie können ihre neu gewonnenen Fähigkeiten besser genießen, wenn sie ihren Sinnen zwischendurch eine Ruhepause gönnen.

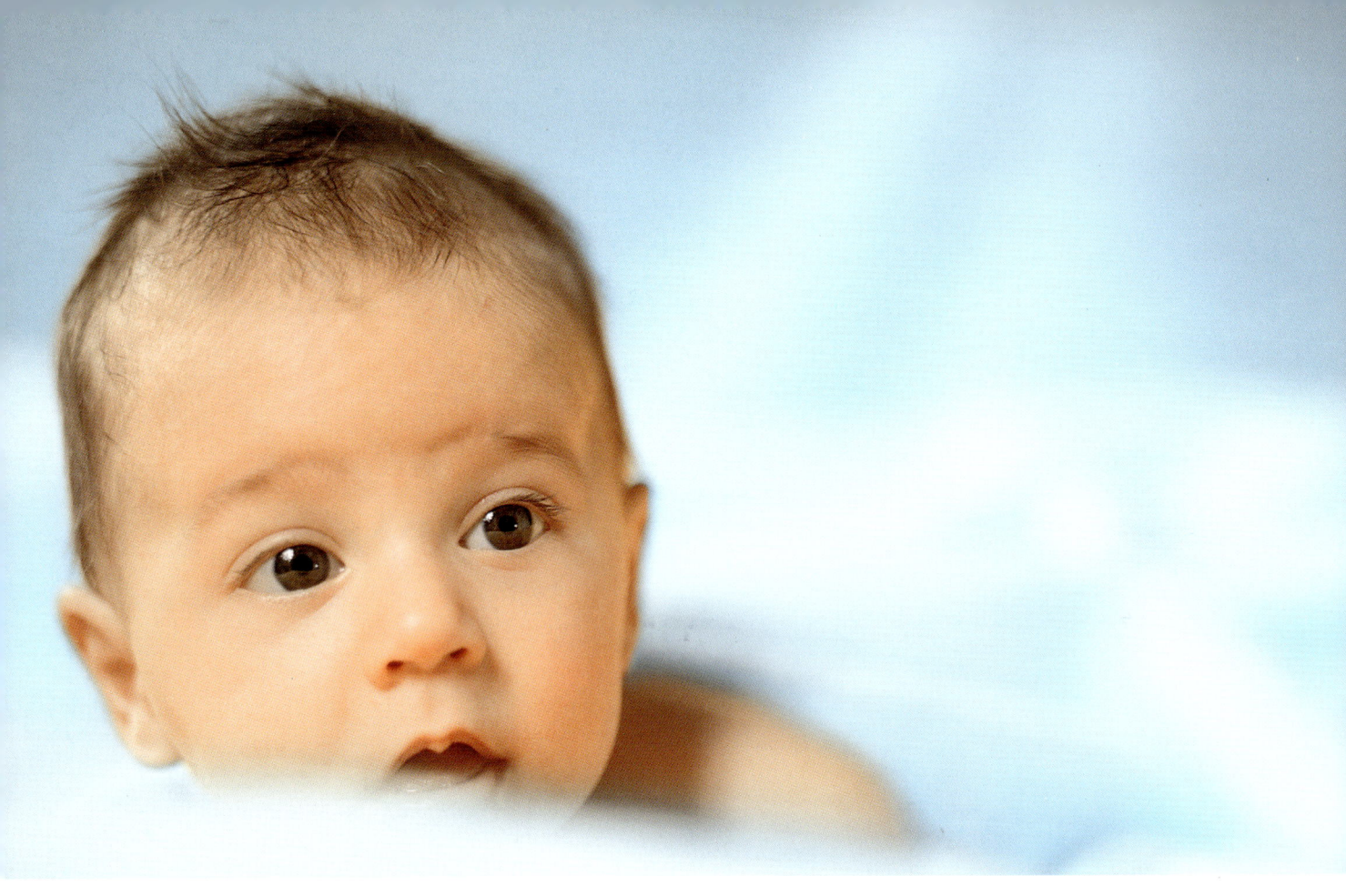

● ● ● ●

Die Augen weit öffnen und die Mama anstaunen – das ist ein tolles Spiel.

Schau mir ins Gesicht

In den ersten Monaten kann Ihr Baby noch nicht richtig scharf sehen. Am besten erkennt es Sie bei einem Abstand von 25 bis 30 Zentimeter. Der Grund: Die Nervenbahnen von den Augen zum Gehirn sind bislang nur unvollständig entwickelt. Doch ohne große Schwierigkeiten lernt Ihr Kind schnell, seine Sehfähigkeiten auszubauen, besonders dann, wenn Sie häufig seinen Blick suchen und Ihr Gesicht zum „Spielobjekt" machen. Vermutlich werden Sie dabei instinktiv den oben genannten Abstand einhalten, unwillkürlich die Augenbrauen heben und Ihre Augen ganz weit aufmachen, denn so kann Ihr Baby Ihren Blick am besten auffangen. Beobachten Sie nun Ihr Kind, wie es versucht, Ihre Augen oder Ihren Mund zu fixieren. Anfangs gelingt diese Anstrengung nur für kurze Zeit.

Im zweiten Monat klappt das Einfangen von Blicken immer besser und länger. Neigen Sie Ihr Gesicht etwas zur Seite, Sie werden sehen, Ihr Baby verfolgt Sie mit den Augen.

Im dritten Monat schließlich fängt Ihr Baby an, auch sein Köpfchen mitzudrehen, wenn Sie Ihr Gesicht von einer auf die andere Seite bewegen. Der Anblick von Mutter und Vater hat sich nach und nach eingeprägt. Aber auch Empfindungen werden gespeichert, die das Baby mit seinen Eltern verknüpft. Es registriert die alles umfassende Wärme, die Weichheit und die Zärtlichkeiten, die von Ihnen ausgehen.

Bitte mit Drehwurm

Vorsichtige Drehungen ohne lästige Bekleidung und mit körperlichen Berührungen bereiten Ihrem Baby zusätzliche Wonnegefühle. Auf dem Wickeltisch liegend, umfassen Sie es seitlich am Brustkorb und wenden den kleinen Körper langsam und sanft von einer zur anderen Seite. Dazu singen Sie ein improvisiertes Lied oder „Komm, wir wollen tanzen gehen" (nach der Melodie von „Brüderchen, komm tanz mit mir"): Bei der zweiten Strophe patschen Sie zuerst seine Händchen, dann die Füßchen aneinander:

Komm, wir wollen tanzen gehen,

keiner darf jetzt stille stehn,

einmal hin, einmal her,

ringsherum, das ist nicht schwer.

Mit den Händchen klatsch, klatsch, klatsch,

mit den Füßchen patsch, patsch, patsch,

einmal hin, einmal her,

ringsherum, das ist nicht schwer.

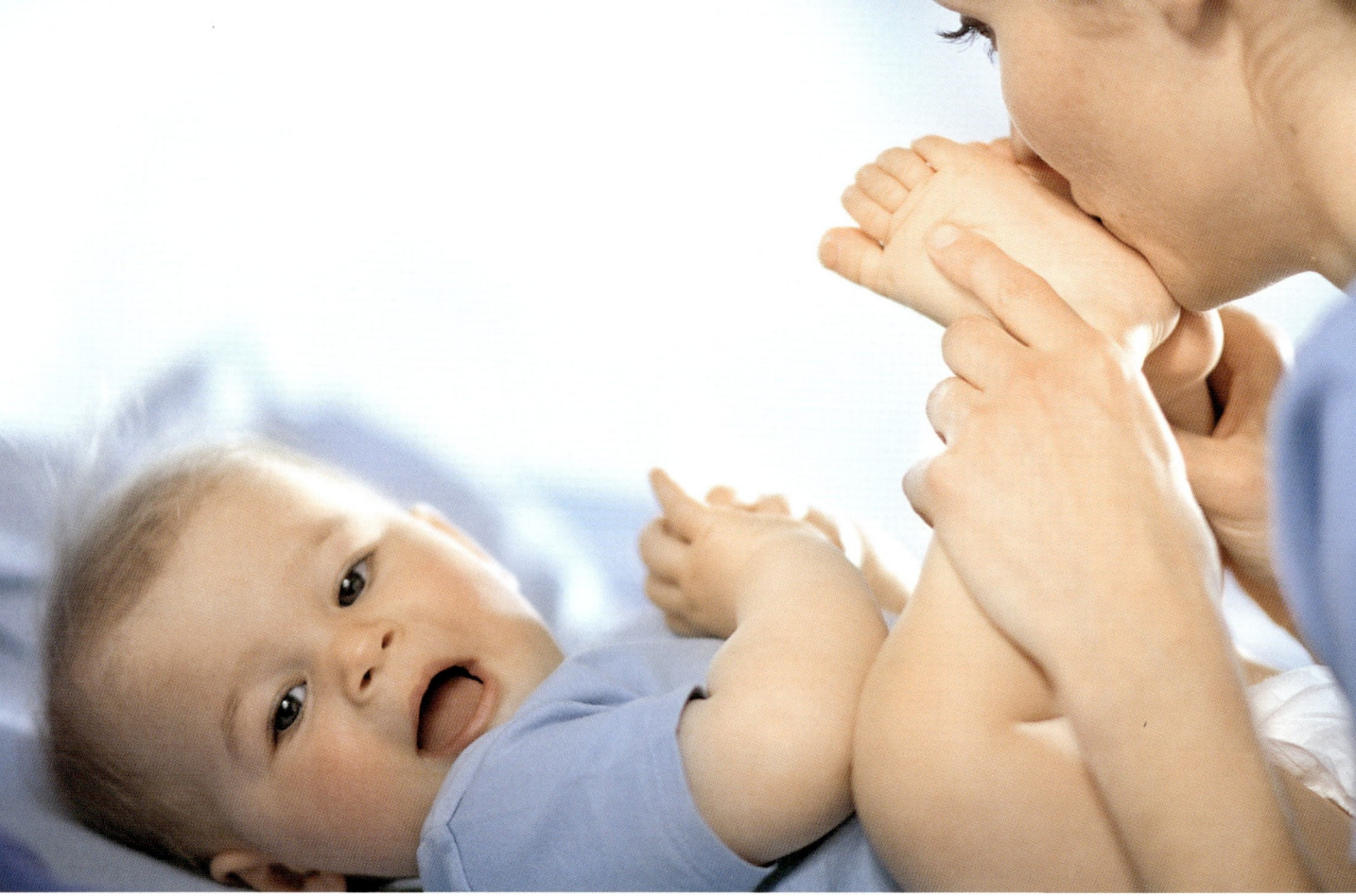

Spürst du die Liebkosungen, Baby? Gleich wird weitergestrampelt. Natürlich freiwillig, denn nur
so macht das mobile Training richtig Laune.

Körper und Sinne schulen
(4. bis 6. Monat)

Jetzt wird Ihr Kind schon viel beweglicher und hat sichtlichen Spaß daran,
seinen kleinen Körper mit unermesslicher Neugier in Eigenregie zu erkunden. Erst sind Hände und Finger begehrte Forschungsobjekte, bald danach
stehen Füße und Zehen im Mittelpunkt seines Interesses. Und es merkt: Ein
Daumen schmeckt völlig anders als ein Zeh. Ganz viel Freude bereitet es
Ihrem Kleinen, wenn es nach etwas greift und sich dabei selbst beobachtet.
Mit kurzweiligen Bewegungsspielen können Sie die staunenden Beobach-
tungen und Untersuchungen Ihres Babys zusätzlich fördern. Denken Sie
auch daran: In dieser Entwicklungsphase Ihres Kindes ist gekauftes Spielzeug nicht das höchste Glück. Viel aufregender sind Ihre Haare, die Nase,
die Augen oder – sehr zu Ihrem Leidwesen – die Brille.

Zeigt her die Füßchen

Bei dieser spielerischen Übung sind die Beine Ihres Babys voll im Einsatz: Halten Sie Ihre Hände so, dass es sich mit seinen Fußsohlen gegen Ihre Handflächen stemmen kann. Auf diese Weise regen Sie es zum kräftigen Strampeln an. Beugen Sie zuerst das rechte, dann das linke Bein und drücken Sie es jeweils sanft in Richtung Bäuchlein. Führen Sie alle Bewegungen langsam aus und achten Sie auf die Reaktion Ihres Kindes. Beim Spielen sollten Sie sich immer von den Regungen Ihres Babys leiten lassen! Um das gegenseitige Vergnügen noch hochgradig zu steigern, können Sie die Strampelzeiten mit Schmusereien und einem lustigen Vers ausbauen:

Guten Morgen, ihr lieben Beinchen.

(Beinchen dabei einzeln schütteln)

Wie heißt ihr denn?

Ich heiße Hampel!

Ich heiße Strampel!

(Jedes Bein wird dabei einmal hochgehoben)

Ich bin das Füßchen Tu-mir-gut!

Ich das Füßchen Übermut!

(Fußsohlen streicheln, kitzeln oder küssen)

Tu-mir-gut und Übermut

Gehen auf die Reise.

(Gegen Ihre Handflächen strampeln lassen)

Patschen durch die Sümpfe,

nass sind Schuh und Strümpfe.

Schaut die Mami (der Papa) um die Eck',

laufen beide ganz schnell weg.

Kuckuck – wo bin ich?

Alle Babys lieben es in dieser Zeit – und natürlich auch noch später –, wenn etwas vor ihren Augen verschwindet und wieder sichtbar wird. Das Schöne für Eltern: Es sind ganz einfache Spiele, die die natürliche Neugierde Ihres Kindes wecken. Und sie machen klug, weil sie zum Denken anregen. Bedecken Sie beispielsweise Ihr Gesicht mit beiden Handflächen. Nachdem Sie ein paar Sekunden gewartet haben, nehmen Sie die Hände weg und rufen dabei: „Kuckuck!" Ihr Kleines wird begeistert sein und aufgeregt strampeln. Und weil es so schön war, müssen Sie das Spiel wiederholen. Und möglichst nicht nur einmal, denn schließlich ist für den „Winzling" alles neu. Also üben Sie sich in Geduld und halten Sie durch.

Babys lieben es auch, wenn Sie Ihr Gesicht mit einem Schal oder Tuch verstecken. Mit großer Lust wird es Ihnen die Tarnung wegreißen und voll Spannung auf den Ausruf „Kuckuck!" warten. Ebenso können Sie auf diese Weise ein geliebtes Schmusetier verschwinden lassen und anschließend Ihr Kleines fragen: „Wo ist denn der Teddy?" Mit einem lauten „Da!" ziehen Sie das Tuch wieder weg. Und Ihr Baby kräht vor Freude.

Sobald Ihr Kind älter ist, wird es Sie immer wieder zu diesem Spiel auffordern, in dem es Ihnen die Hände vors Gesicht führt oder selbst die entsprechenden Gesten macht. Auch versteckt es nun das eigene Gesicht hinter einem Tuch und Sie sind an der Reihe, es ausfindig zu machen.

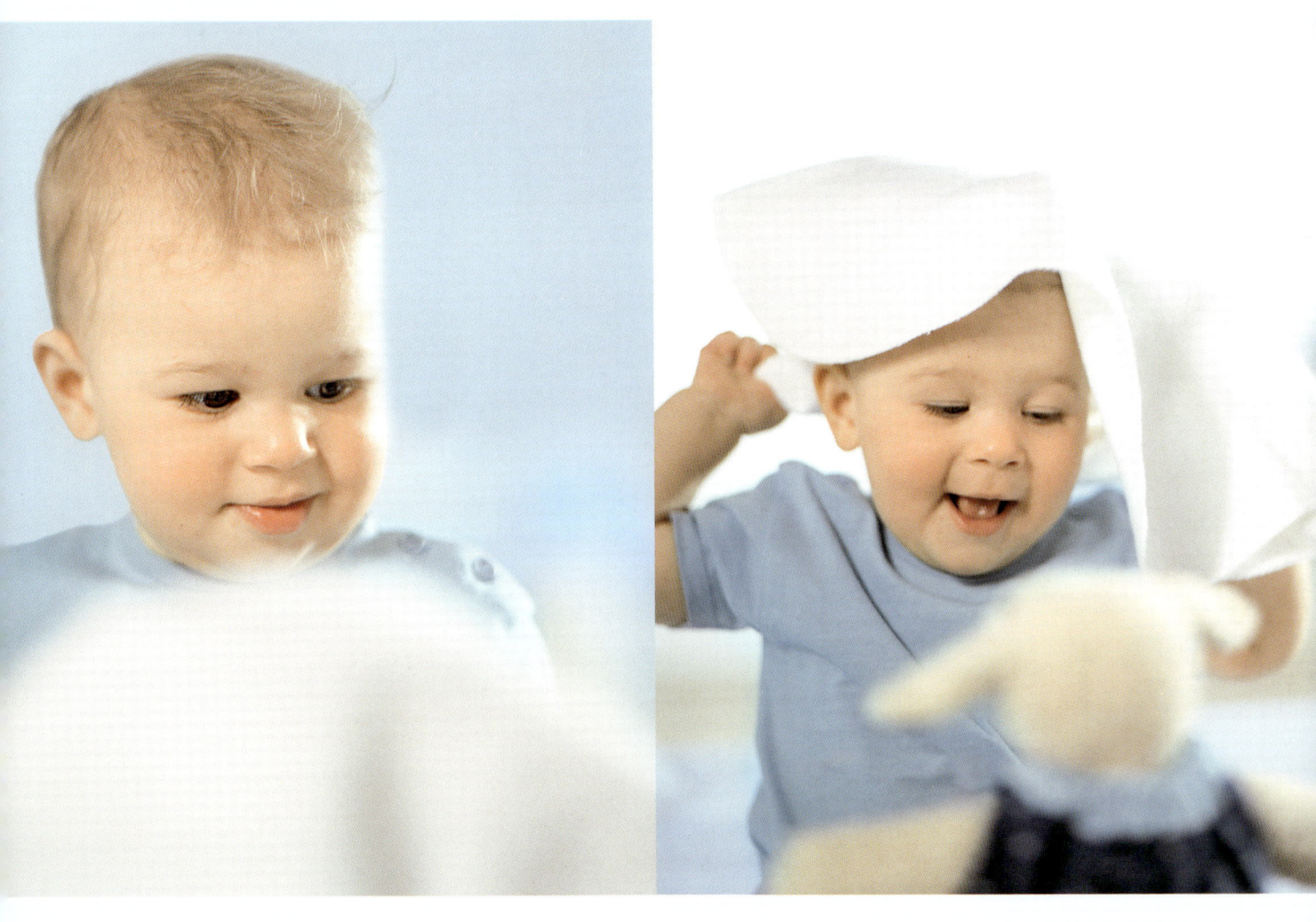

● ● ● ●

Mit einem weichen Tuch kann man so herrlich Verstecken spielen. Eben war das Schmuseschaf doch weg – nun ist es wieder da, hurra!

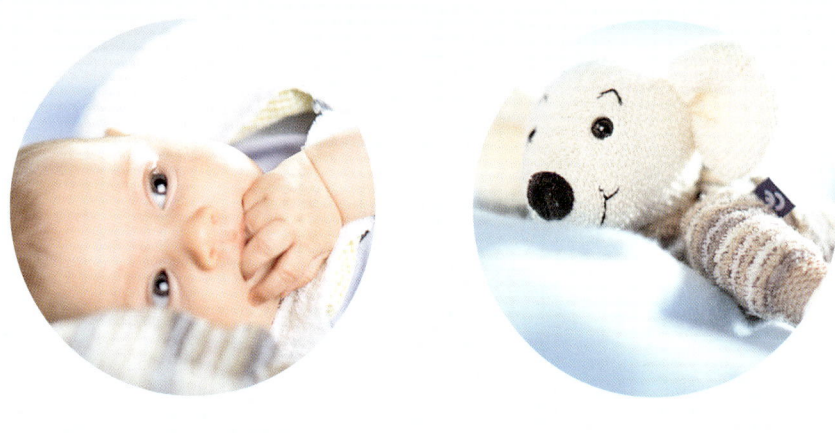

• • • •

Was sind denn das für Töne? Gespannt und hochkonzentriert lauschen
Babys aufziehbaren Spieluhren.

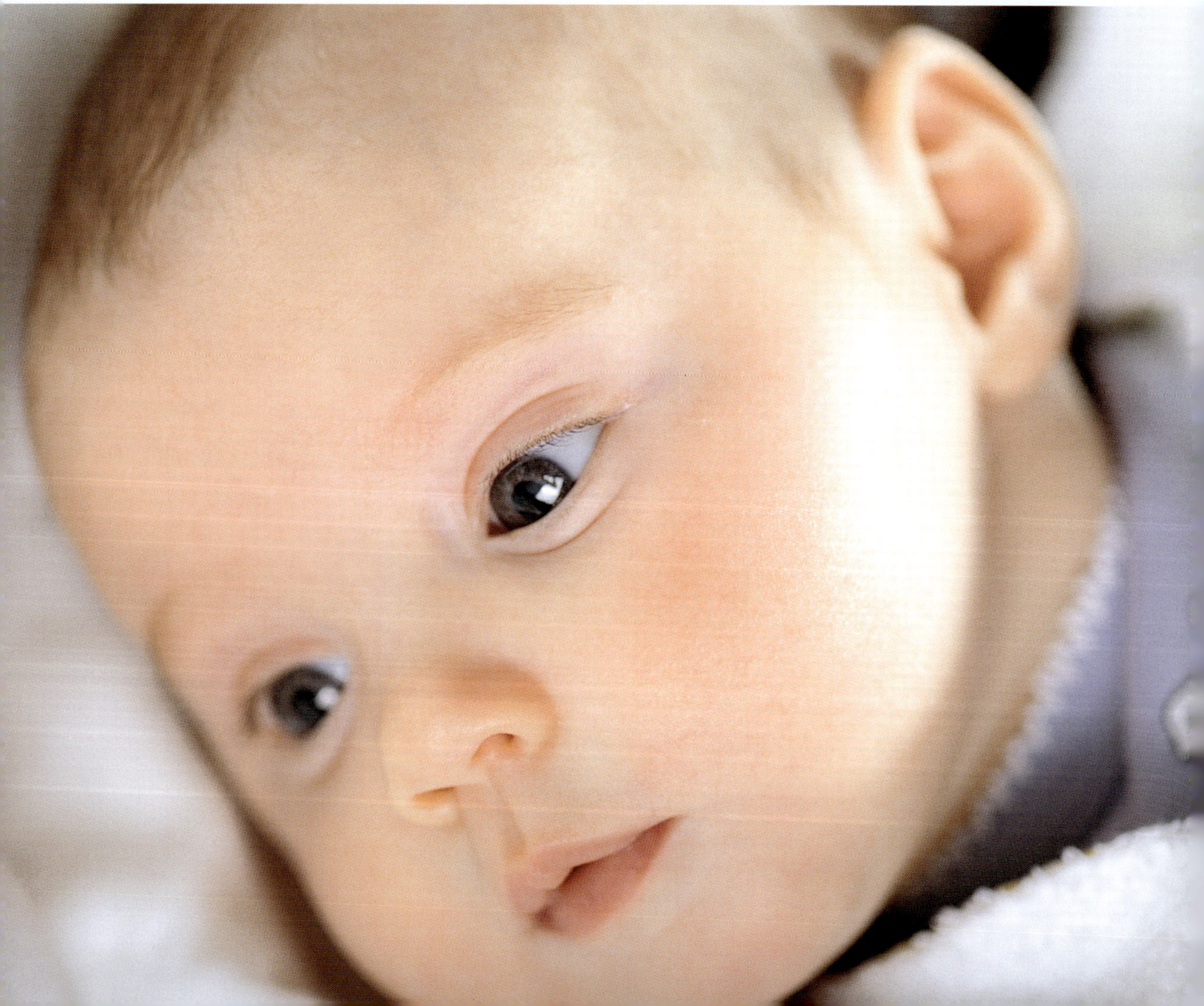

Klingt ganz schön aufregend

Babys wollen jetzt auch besser hören lernen: Bei den unterschiedlichsten
Geräuschen horchen sie auf. Ihre Aufmerksamkeit für leise Töne und sanfte
Stimmen wird mit jedem Tag mehr geweckt. Deshalb ist es für Ihr Baby ein
Genuss, wenn Sie ihm fröhliche Liedchen vorsingen – sie trainieren nicht
nur sein Hörvermögen, sondern regen es auch zum Sprechenlernen an.
Viel Spaß für Augen und Ohren bereitet ein klingendes Spielzeug, das Sie
ohne große Mühe selbst herstellen können: Nehmen Sie dazu einen Woll-
oder Stoffhandschuh, an dem sie an jedem Finger ein Glöckchen – am
besten mit unterschiedlichen Klängen – fest annähen. Nun ziehen Sie sich
den Klingelhandschuh über und halten ihn 20 bis 30 Zentimeter über den
Kopf Ihres Babys. Wenn Sie jetzt jeden Finger einzeln bewegen, kommt Ihr
Kind aus dem Staunen nicht mehr heraus. Mit aufgeregtem Strampeln wird
es dem Schellen der Glöckchen lauschen.
Wandern Sie anschließend wie bei einer Kasperlefigur mit den Klingelfin-
gern langsam zum rechten und dann zum linken Ohr. Ihr Kleines wird der
Geräuschkulisse fasziniert mit dem Köpfchen folgen. Und wenn Sie noch
das Lied von den „Zehn kleinen Zappelmännern" singen (nach der Melodie
von „Zehn kleine Negerlein") und die entsprechenden Gesten dazu
machen, ist sein Hörerlebnis perfekt:

Zehn kleine Zappelmänner zappeln hin und her.
Zehn kleinen Zappelmännern fällt das gar nicht schwer.

Zehn kleine Zappelmänner zappeln auf und nieder.
Zehn kleine Zappelmänner tun das immer wieder.
Zehn kleine Zappelmänner zappeln rundherum.
Zehn kleine Zappelmänner, die sind gar nicht dumm.

Zehn kleine Zappelmänner kriechen ins Versteck.
Zehn kleine Zappelmänner sind auf einmal weg.
Zehn kleine Zappelmänner rufen jetzt hurra.
Zehn kleine Zappelmänner sind nun wieder da!

Wirbelwind auf allen Vieren
(7. bis 9. Monat)

Nicht lange bleibt Ihr Baby in der Sitzposition. Schon bald wird es nach neuen Herausforderungen suchen. Schließlich robbt es auf allen Vieren durch sämtliche Räume und erforscht einfach jeden Stuhl, jede Grünpflanze und sämtliche Kabel. Nichts ist nun mehr vor den kleinen Händchen sicher, und alles wird mit wachsender Abenteuerlust erfasst und befühlt. Neben einer kindersicheren Wohnung können Sie den mobilen Kleinen unterstützende „Starthilfe" geben.

Fliegen ist das Schönste

Krabbeln muss gelernt sein: Rechter Arm nach vorn, gleichzeitig linkes Bein unter dem Bauch anziehen und umgekehrt. Das klingt nicht nur kompliziert, es ist es auch! Die Gliedmaßen müssen genauestens koordiniert werden, und auch das Gleichgewicht braucht einige Schulung, damit man nicht gleich wieder zur Seite plumpst. Hervorragend für den Balanceakt ist die Fliegerposition. Fassen Sie dazu Ihr auf dem Rücken liegendes Kind mit dem Schalengriff und heben Sie es über die Seite so hoch, dass Sie sich anschauen können. Neigen Sie Ihr Baby nun langsam nach links und rechts – aber nur so weit, wie es seinen Kopf selbst halten kann. Singen Sie ihm dazu etwas vor.

Großes Jauchzen löst auch immer wieder das Hoppe-Reiter-Spiel aus, wo der Reiter, also Ihr Kind, in den Graben fällt und Sie es sicher auffangen. Das Baby sitzt zu diesem Vergnügen auf Ihren Knien. Halten Sie es an seinen Unterarmen fest und beginnen Sie, mit Ihren Beinen bis zum „Plumps" rhythmisch zu wippen.

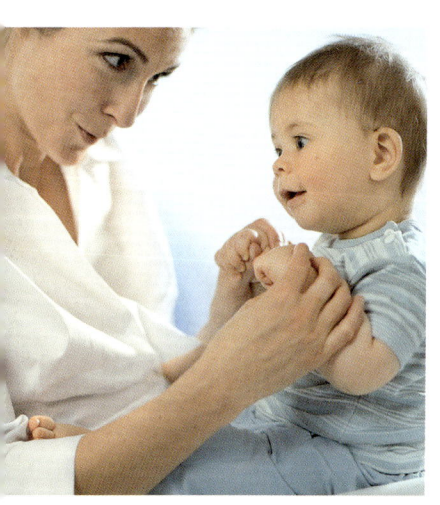

• • • •

Ein tolles Gefühl ist das, auf Mamas Knien zu reiten.

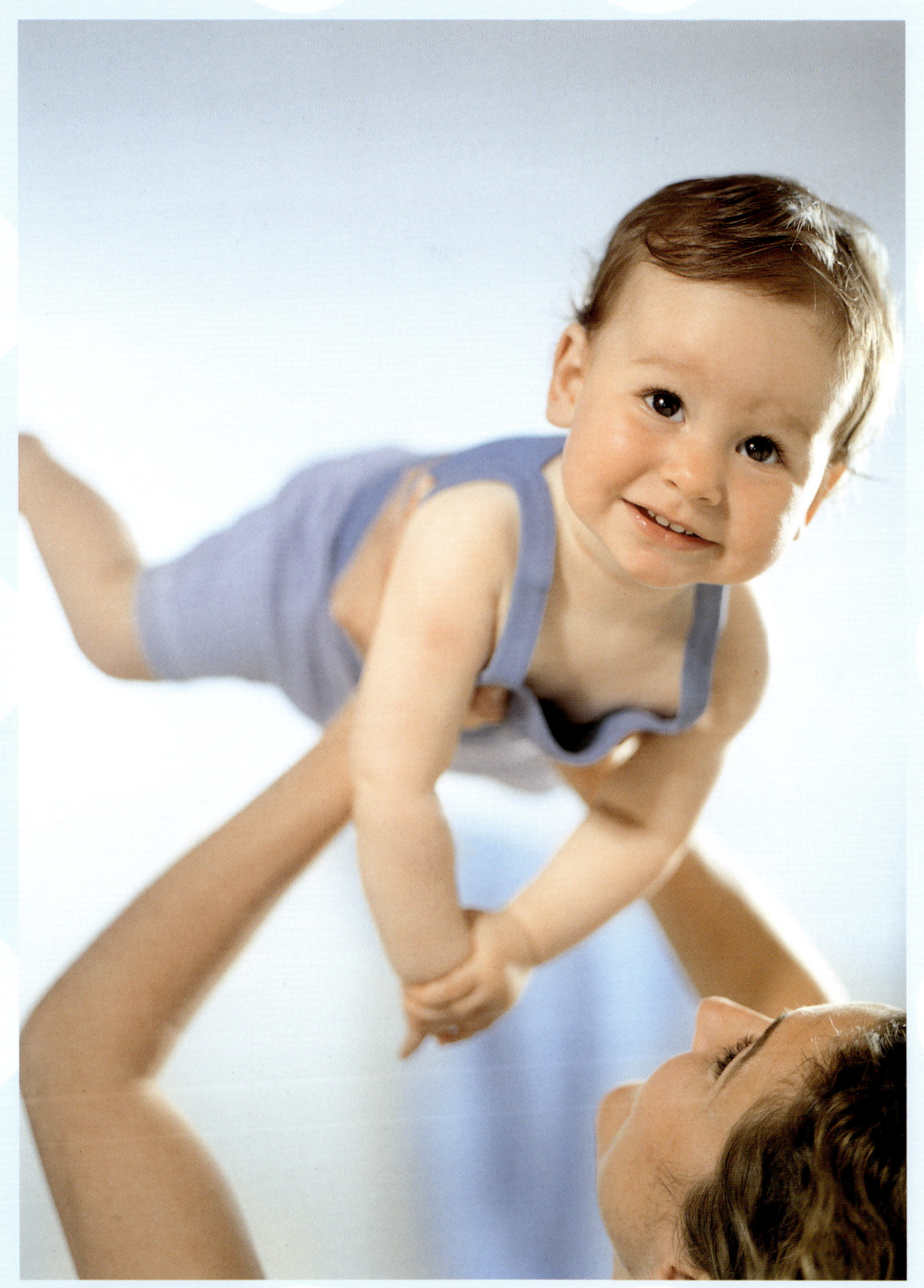

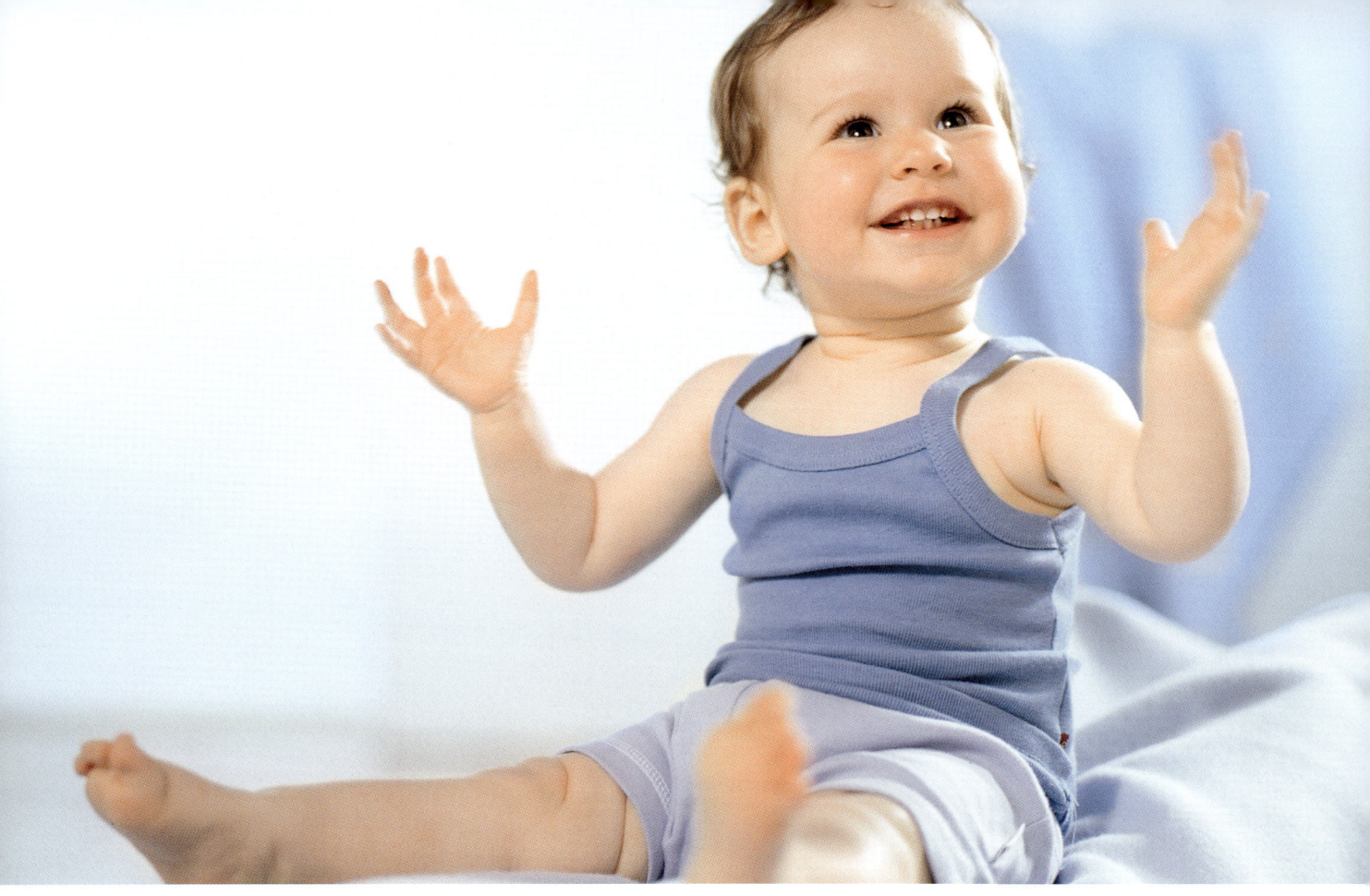

Applaus, Applaus! Voller Begeisterung holt der kleine Künstler zum Klatschen aus.

Auf die Tasten hauen

Die Kuscheldecke, auf dem Ihr Kind spielt, oder die Tischplatte, auf die es mit Begeisterung patscht – Ihr Baby möchte nun nicht mehr nur auf Holzringen oder Plastikfröschen herumkauen, sondern die Umgebung auch mit seinen kleinen Händen erkunden. Sicher greift es nach Gegenständen und lässt sie nur zu gerne wieder fallen. Erstens klingt das gut, und zweitens will Ihr Baby, dass Sie es wieder aufheben. Es will selbst entdecken, wie ein Spielzeug funktioniert, wie weit es einen Ball rollen kann und ob man das Stofftier aus eigener Kraft erreichen kann.

Besonders beliebt sind auch Zeitschriften, die sich zerreißen, Plastikschalen oder Holzwürfel, die sich in- oder aufeinander stapeln lassen. Favorisiert werden ebenso Faltbücher aus unterschiedlichen Materialien. Am besten, Sie basteln für Ihr Baby ein Tast-Fühl-Buch. Fasziniert wird es viele Stunden damit beschäftigt sein.

Besorgen Sie sich dazu einige Bögen feste Pappe in unterschiedlichen Farben. Kleben Sie auf jeweils zwei gegenüberliegende Seiten bunte Stoff- und Wollreste, ein Stück Fell, Leder, Kork oder Wellpappe. Wählen Sie aber nur solche Materialien aus, an denen sich Ihr Kind nicht verletzen kann. Und achten Sie darauf, dass alles fest verklebt ist, damit sich die einzelnen Teile nicht sofort wieder von der Pappe lösen. Zum Schluss stanzen Sie am „Buchrücken" Löcher in die Pappe, durch die Sie ein dünnes Lederbändchen fädeln. Auf diese Weise werden die Seiten zusammengehalten. Mit einem daran befestigten Glöckchen wird die Tast-Fühl-Fibel noch um ein Vielfaches interessanter.

Ein kluges Köpfchen

Auch in seiner geistigen Entwicklung macht Ihr Kind enorme Fortschritte: Auf bestimmte Aufforderungen wie „Zeig mir, wie groß du bist!" wird es entzückt seine Ärmchen nach oben strecken. Immer mehr versteht Ihr Kind, was Sie sagen. Große Begeisterung löst jetzt der Sprechvers „Backe-Backe-Kuchen" aus. Sofort wird das rhythmische Aneinanderpatschen der Hände unermüdlich nachgeahmt:

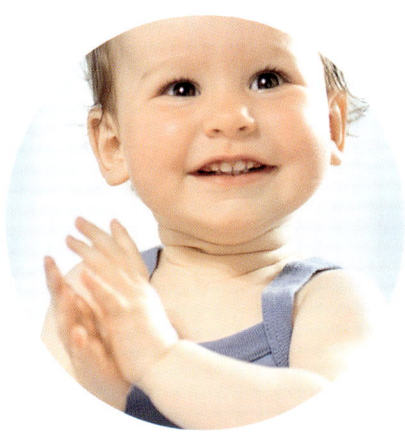

Schade ist nur, dass kein Kuchen da ist.

Backe, backe Kuchen,

der Bäcker hat gerufen.

Wer will guten Kuchen backen,

der muss haben sieben Sachen:

Eier und Schmalz,

Zucker und Salz,

Milch und Mehl,

Safran macht den Kuchen gelb.

Schieb ihn in den Ofen rein!

Auf die Füße kommen
(10. bis 12. Monat)

Alles, was sich Ihr Baby in den vorangegangenen Monaten unermüdlich erarbeitet hat, wird in diesem Alter fleißig geübt, damit der nächste große Entwicklungsschritt folgen kann. Es versucht nun immer öfter, sich zum Stehen hochzuziehen und sich an Tischen und Stühlen entlang zu hangeln. Und dann – nach vielen Trainingsstunden – kommt irgendwann die große Premiere: Noch ein bisschen wackelig und schwankend macht Ihr Kind die ersten zaghaften Schritte ohne jeglichen Halt – ein überwältigender Glücksmoment für alle.

Endlich laufen können!

Um von der waagrechten in die senkrechte Position zu kommen, braucht Ihr Kind viel Vertrauen in die eigenen Fähigkeiten. Ganz schnelle Babys schaffen das schon in elf, zwölf Monaten, etwas Vorsichtigere brauchen dafür 18 Monate. Die ersten Schritte allein sind noch recht unsicher. Mit nach oben gehaltenen Armen wird die Balance gehalten, die Füße sind weit auseinander gestellt, um mehr Standfläche zu gewinnen. Noch plumpst das Kleine oft genug auf den Po.

Damit der aufrechte Gang zu einer stabilen Angelegenheit wird, können Sie Ihrem Kind mit einer zweistufigen Ministehleiter helfen, an der Sie oben einen kleinen Luftballon befestigen. Mit diesem bunten Anreiz ist der Forscherdrang sofort geweckt. Am Anfang wird nur die unterste Stufe zum Aufrichten benutzt. Doch später steht es dann ganz selbstbewusst oben und greift nach dem bunten Ballon. Beim Heruntersteigen müssen Sie Ihrem Kind helfen, indem Sie seine Hüfte und ein Bein fassen und langsam nach unten führen. So ungefährdet Ihr Kind bei dieser Aktion auch später wirken mag, lassen Sie es bei diesem „Gipfeltreffen" niemals allein.

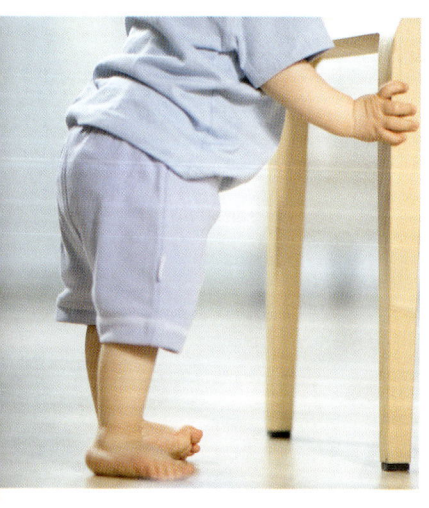

• • • •

Ich kann stehen – und bald
schon werde ich laufen ...

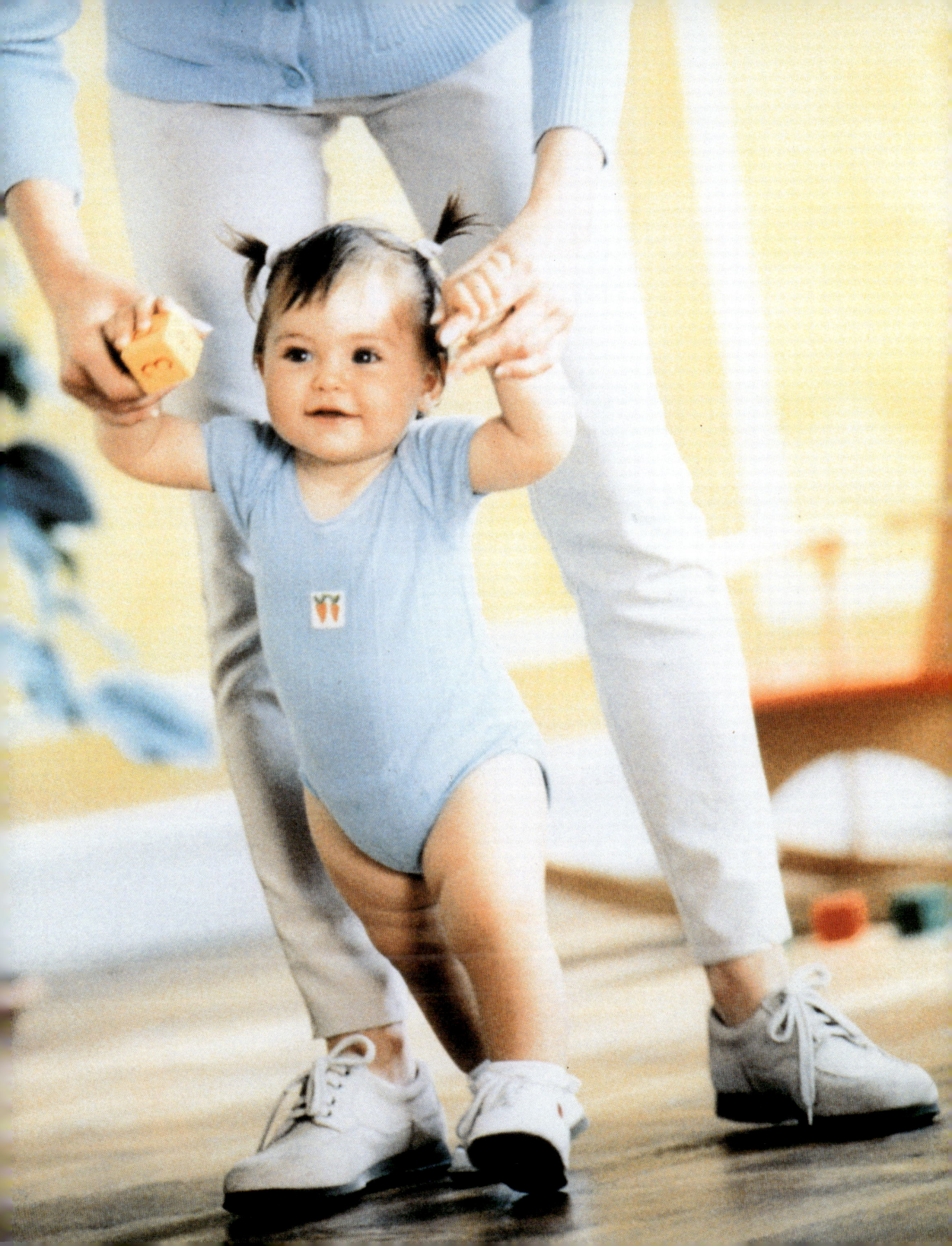

Da kommt Stolz auf, wenn nach vielen Mühen schließlich ein Turm steht.

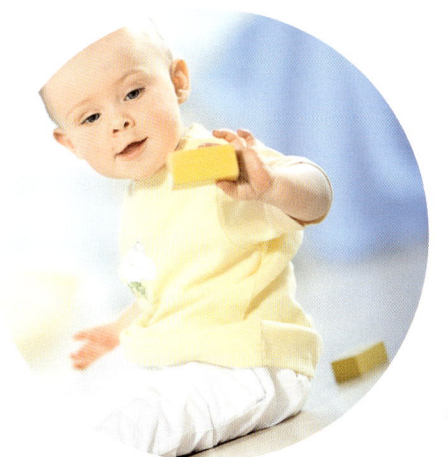

Die Finger können
nun sicher und geübt
Bauklötze halten.

Jeder einzelne Krümel zählt

Ihr Baby beginnt jetzt, gezielt mit den Spitzen von Daumen und Zeigefinger zu greifen, dem so genannten Pinzettengriff – ein weiterer Meilenstein in der Entwicklung Ihres Kindes. Damit hebt es selbst kleinste Krümel oder Fussel mit höchster Konzentration auf. Kurz darauf nimmt die Geschicklichkeit der kleinen Finger noch mehr zu: Sie werden beobachten, dass Ihr Kind den Zangengriff beherrscht, wobei es Daumen und Zeigefinger beim Greifen von kleinen Lastwagen oder Tieren krümmt. Auch kann es in jeder Hand beispielsweise einen Bauklotz halten.

Kinder finden es nun aufregend, unterschiedlich große Gegenstände in leere Gefäße zu befördern: Korken verschwinden in ausgedienten Babyflaschen, bunte Wäscheklammern in Kaffeedosen oder Tischtennisbälle in Kochtöpfen. Den ganzen Tag lang können sie Schaufel und Sandkastenformen in einen Eimer verstauen und wieder herausholen.

Sobald Ihr Kind ohne Schwierigkeiten nach diesen relativ großen Gegenständen greifen kann, steigern Sie das Fingertraining: Legen Sie Ihrem Kind nun kleinere Objekte zum Einfüllen hin, wie zum Beispiel unterschiedlich geformte Nudeln, danach Rosinen und später Haferflocken. Viele Kinder brabbeln bei diesem konzentrierten Tun vor sich hin. Auch wenn Sie nichts davon verstehen, freuen Sie sich mit Ihrem Baby und sagen Sie nicht nein, wenn Ihnen eine Rosine entgegengestreckt wird.

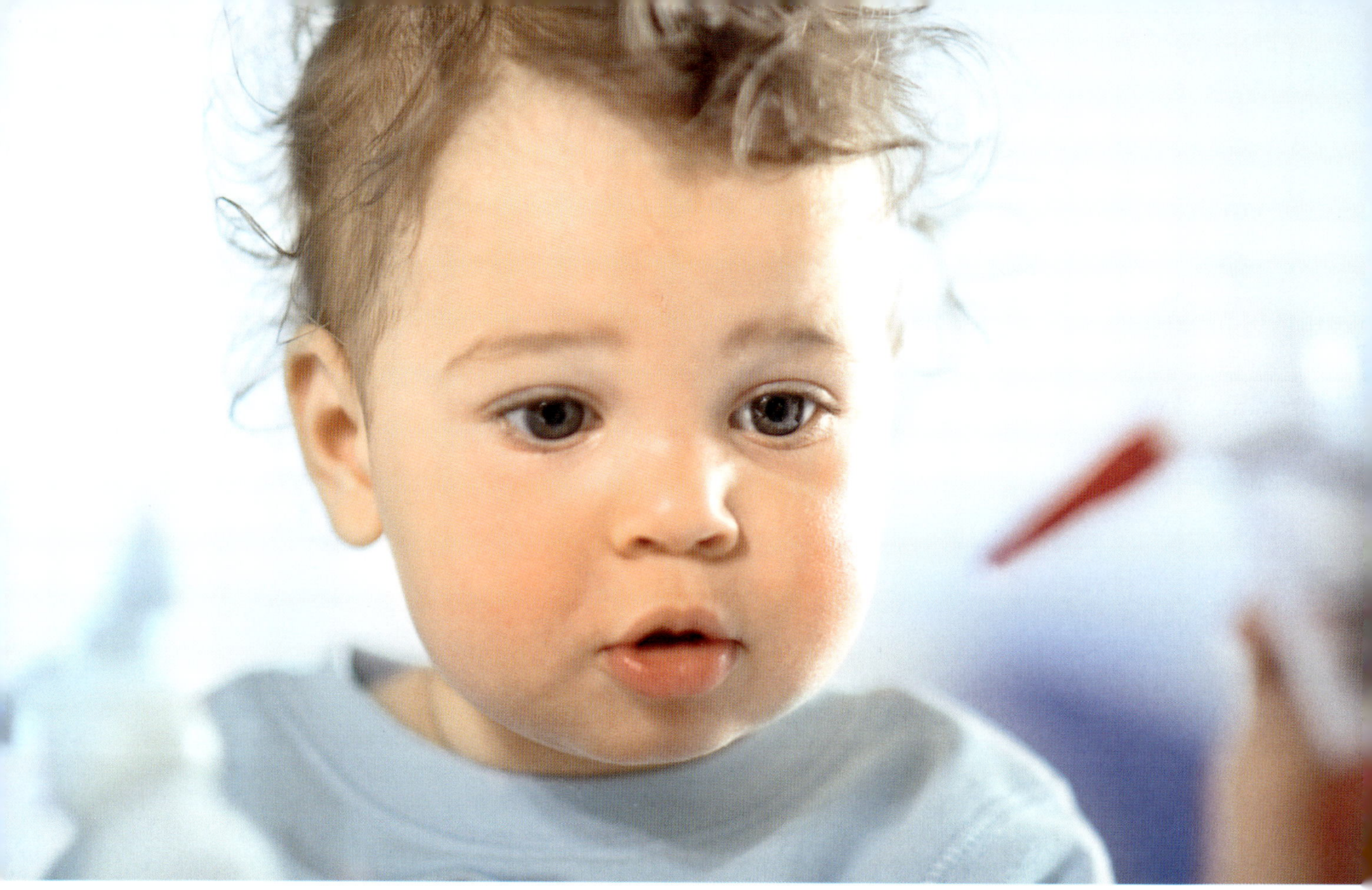

Das ist ja mal eine tierisch spannende Geschichte, die sich auf Mamas Fingern abspielt.

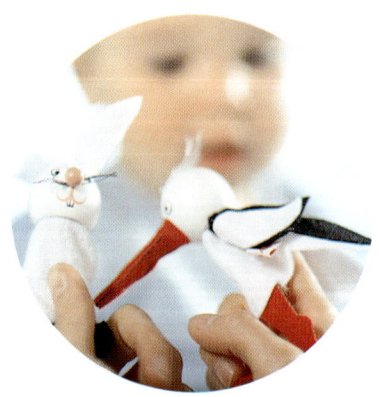

Schau, die Maus!

Alle Kinder haben riesigen Spaß an Reimen und Fingerspielen. Außerdem hat sich gezeigt, dass die Sprachentwicklung und die Motorik der Hände eng miteinander verbunden sind. Deshalb sind Spiele mit den Fingern nicht nur lustig für die Kleinen, sondern sie fördern auch deren sprachliche und körperlichen Fähigkeiten. Mit entsprechenden Handgesten können Sie alles darstellen, was Ihr Kind schon versteht und was seine Fantasie anregt. Ihr Baby ist in dieser Entwicklungsphase stark an Neuem interessiert. Versuchen Sie mit den Fingern eine eigene Geschichte, beispielsweise über eine große Bärenfamilie, zu erzählen, die morgens überhaupt nicht aufwachen will, oder Sie überraschen Ihr Kind mit dem Reim von den „zehn kleinen Mäusen", die mit Hilfe Ihrer Finger quicklebendig werden:

Zehn kleine Mäuse

Zehn kleine Mäusekinder lauern im Versteck.

Zehn kleine Mäusekinder werden plötzlich keck.

Eins, zwei, drei und vier und fünf,

sie kommen ohne Schuh und Strümpf.

Sechs, sieben, acht,

nun ist es fast schon Nacht.

Und zum Schluss die neun und zehn,

es wird Zeit zum Schlafen gehen.

Da kommt die Katze – welch ein Schreck!

Und alle Mäuschen laufen blitzschnell weg.

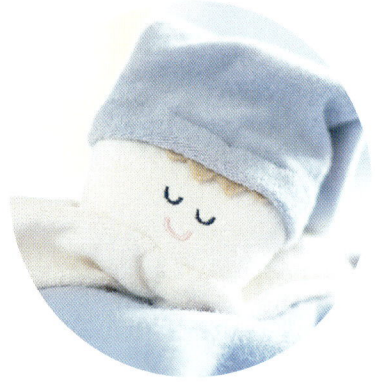

● ● ● ●

Ohne eine Schmusepuppe
wird ungern geschlafen.

Tricks aus dem Schlummerland

Durchschlafen? Das können Sie in den ersten Wochen nach der Geburt vergessen. Ihr Baby braucht Sie rund um die Uhr. Die Abstände zwischen Schlafen und Wachen sind kaum größer als zwei bis vier Stunden, ganz gleich, ob es Tag oder Nacht ist – ein Neugeborenes macht da keine Unterschiede. Es hat seine eigene innere Uhr. Es muss Schlafen erst lernen, wobei dieser Prozess einige Zeit in Anspruch nehmen kann.

In den ersten Wochen ist es richtig, wenn Sie sich vollständig auf den Rhythmus Ihres Sprösslings einstellen. Mit der fünften Woche fangen Babys aber an, länger zu schlafen. Nach und nach bildet sich ein Rhythmus aus, den Sie unterstützen, nicht aber bestimmen können.

Im Krabbelalter nehmen Sie Ihr Baby, wenn es nachts schreit, besser nicht aus dem Bett und tragen es herum. Es wird davon nur wieder munter. Ab dem siebten Monat sollten Sie Ihrem Baby in den Schlafenszeiten auch nichts mehr zu essen geben – sie können jetzt vollkommen ohne Nahrung die Nacht überstehen.

Ganz wichtig werden zu diesem Zeitpunkt Einschlafrituale. Der Klassiker unter ihnen sind selbst erfundene Erzählungen, vorgelesene Geschichten oder Gedichte, die wunderbar müde machen. Sie können auch ein Lied singen oder einfach nur mit Ihrem Baby und einem Lieblingstier zusammen schmusen. Länger als 15 Minuten sollten die Schlummerhilfen allerdings nicht dauern. Da Babyschlaf eher leicht ist, müssen Sie in manchen Nächten nämlich mehrmals auf diese Kunststücke zurückgreifen.

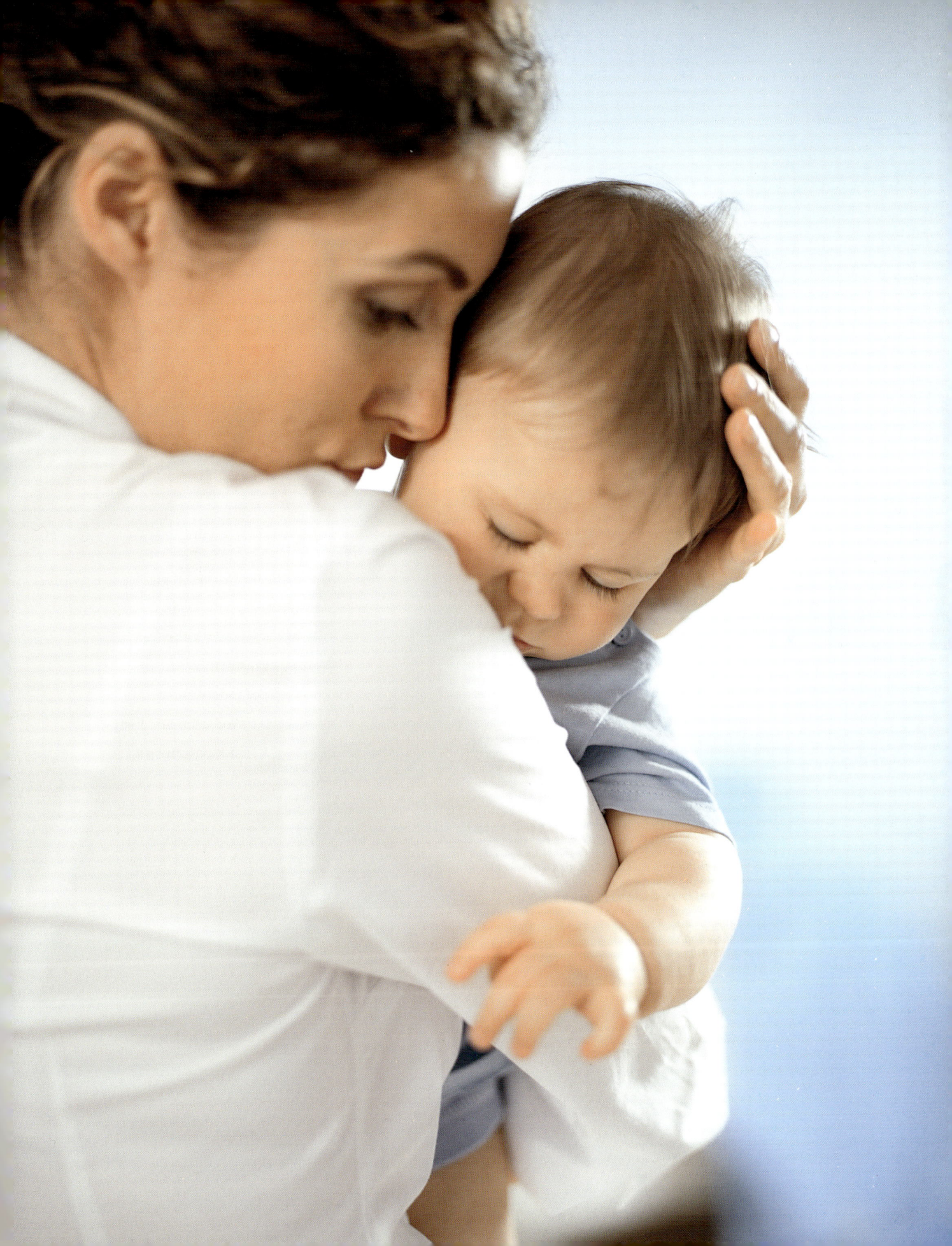

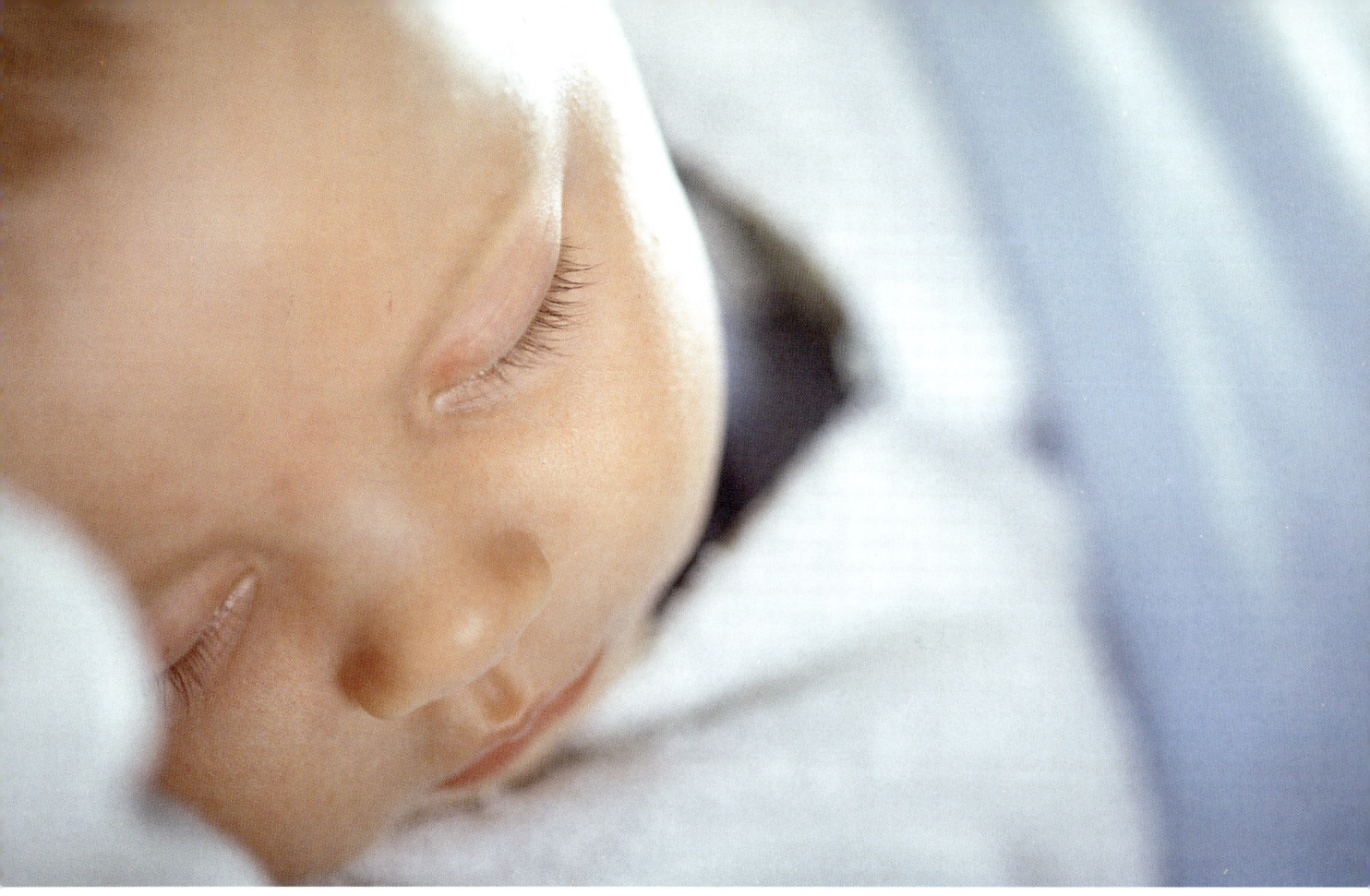

• • • •

Wie schön, es schläft! Süße Träume begleiten Babys Reise ins Schlummerland.

Das Sandmännchen kommt

In ruhiger Umgebung kuscheln, schaukeln oder erzählen – alle Kinder lieben es, mit kleinen, vertrauten Handlungen ins wunderbare Reich der Träume versetzt zu werden.

Sogar ganz kleine Babys hören schon aufmerksam zu und entspannen sich, wenn man ihnen leise Wiegenlieder vorsingt oder mit beruhigender Stimme eine kleine Geschichte erzählt, es kann auch eine selbst erfundene sein. Dabei spielt es keine Rolle, ob Ihr Kind die Worte schon versteht – wichtig ist vielmehr, es hört Ihre beruhigende Stimme und spürt die geheimnisvoll-schöne Atmosphäre …

Achten Sie dabei auf Beständigkeit. Gerade für die Kleinen, die beim Einschlafen Probleme haben, ist eine bestimmte Schlummerzeit sinnvoll. Nicht verzagen, wenn es mit dem Besänftigen nicht gleich klappt – es kann bis zu zwei Wochen dauern, bis Sie mit Ihren Einschlafhilfen Erfolg haben.

Ein schönes Schlummergedicht

Der Mann im Mond

Der Mann im Mond hängt bunte Träume,
die seine Mondfrau spinnt aus Licht,
allnächtlich in die Abendbäume,
mit einem Lächeln im Gesicht.

Da gibt es gelbe, rote, grüne
und Träume ganz in Himmelblau.
Mit Gold durchwirkte, zarte, kühne,
für Bub und Mädel, Mann und Frau.

Auch Träume, die auf Reisen führen
in Fernen, abenteuerlich. –
Da hängen sie an Silberschnüren!
Und einer davon ist für dich.

Mascha Kaléko

Kleine Seelentröster

Das allabendlich gesungene Schlaflied gehört zu den besten Einschlafritualen überhaupt, denn nichts wirkt so wohlig beruhigend wie eine schöne Melodie und Ihre Stimme …

La le lu

Nur der Mann im Mond schaut zu,

wenn die kleinen Kinder schlafen,

drum schlaf auch du.

La le lu

Tausend Sterne schau'n uns zu,

führen uns ins Reich der Träume,

so schlaf auch du.

La le lu

Schließe deine Augen zu,

ja, sie sind bestimmt auch müde,

geh'n jetzt zur Ruh'.

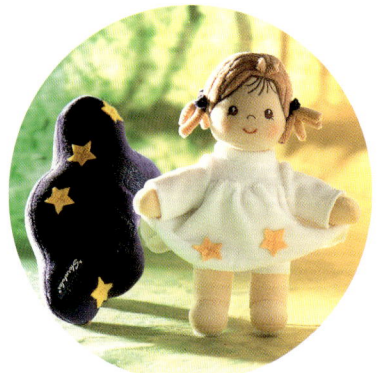

In den Schlaf streicheln

Vor dem Zubettgehen von warmen Händen massiert werden – davon können Babys und Kleinkinder gar nicht genug bekommen. Sie fühlen sich geborgen und können die Eindrücke des Tages verarbeiten. Liebevoller kann ein Tag gar nicht zu Ende gehen. Bei der Abendmassage tauchen Sie das Zimmer in sanftes Licht. Gedämpfte Rottöne wirken besonders beruhigend auf die Kleinen. Geben Sie ein paar Tropfen angewärmtes Öl (siehe S. 44) auf die Brust Ihres Babys. Streichen Sie nun langsam mit beiden Händen von der Brustmitte zur Seite, dann setzen Sie bei den Oberarmen an, gehen sanft zu den Hand- und Fußgelenken. Zum Schluss ist der Rücken dran … falls Ihr Liebling nicht schon längst gähnt.

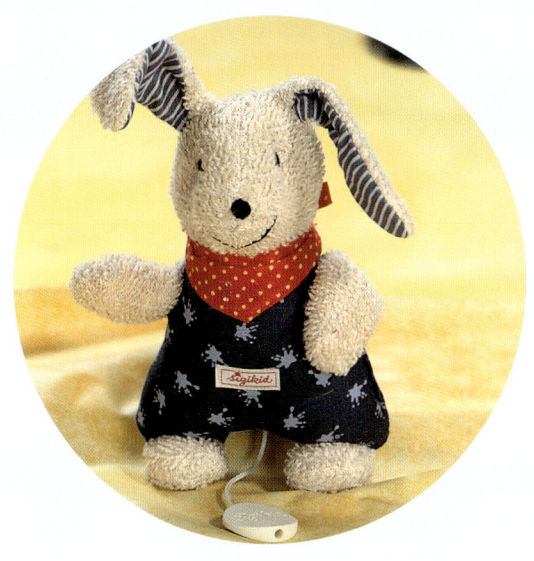

● ● ● ●

Dieser Hase hoppelt bestimmt nicht davon.
Als kuschelige Spieluhr ist er ein treuer Begleiter.

Treue Begleiter bis zum Morgen

Zu-Bett-Gehen heißt auch Abschied von den Eltern nehmen. Erleichtern
Sie Ihrem Baby die Trennung mit einem kleinen, süßen Teddy, einem
kuschelweichen Püppchen oder mit einem Schmusetuch, das nach Ihnen
duftet. Da der Geruchssinn bei Babys schon bestens entwickelt ist, empfiehlt sich auch folgende einfache, aber wirkungsvolle Methode: Bevor Sie
Ihr Baby auf einem Lammfell schlafen lassen, nächtigen Sie selbst zuvor
ein paar Mal darauf. Wacht es in der Nacht auf und bemerkt sofort etwas
Vertrautes, fällt Ihrem Kind auch das Wiedereinschlafen leichter.

Mit leiser Musik ins Traumland reisen

Natürlich ist Vorsingen am schönsten, doch manchmal braucht Ihr kleiner
Schatz eine ganze Weile und viele Lieder, bis endlich die Augen vor Müdig-
keit zufallen. Oftmals reicht es auch nicht, mehrmals hintereinander die
Spieluhr aufzuziehen. Deshalb können in ganz hartnäckigen Fällen auch
beruhigende Melodien von einer CD, einer Spieluhr oder von speziellen
Babykassetten wahre Einschlafwunder bewirken. Es macht nichts, wenn es
immer die gleiche Musik ist, die allabendlich sanft an seine Ohren dringt.
Je bekannter die Klänge sind, umso besänftigender ist die Wirkung!

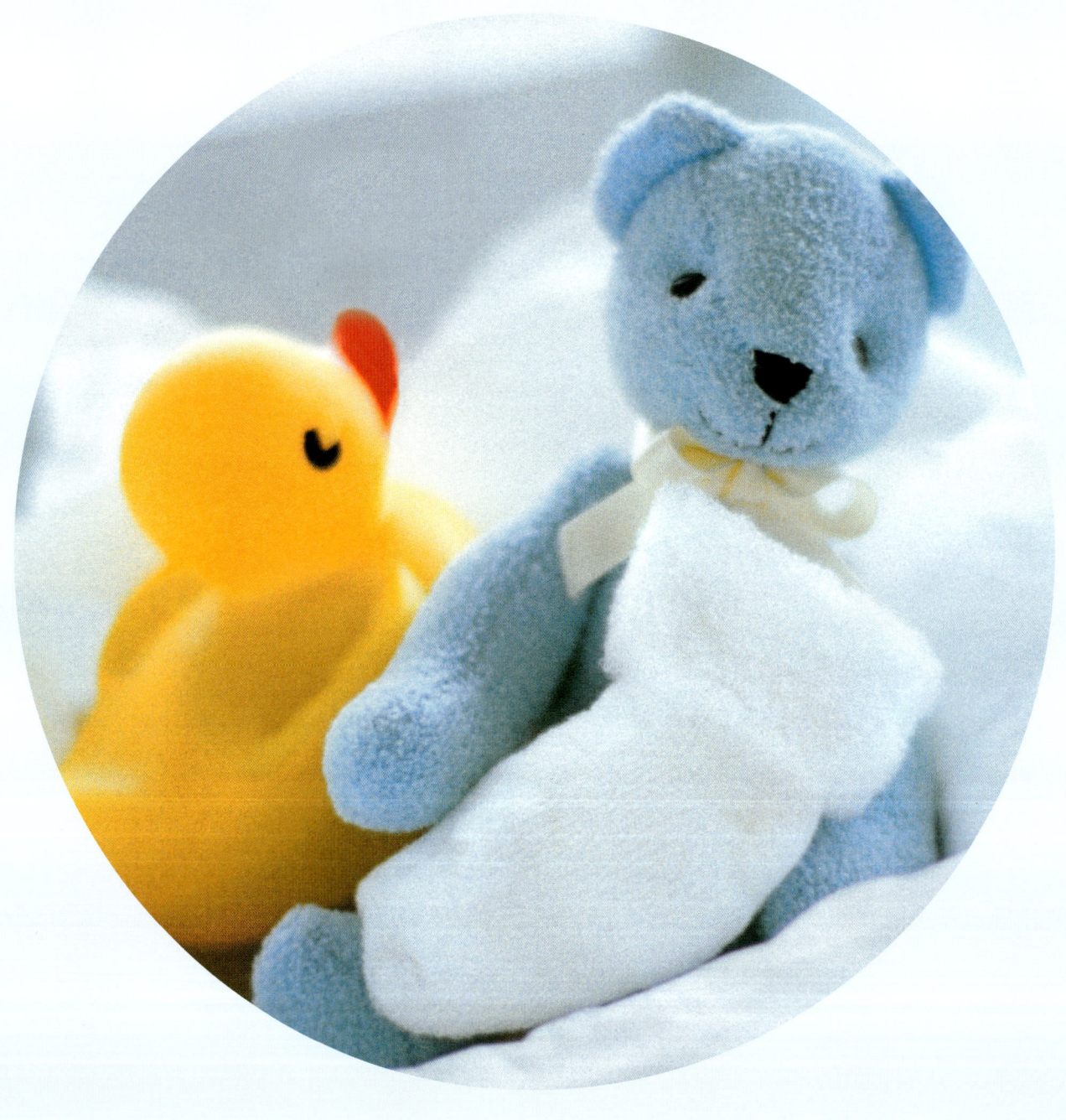

● ● ● ●

Fühlt sich gut an: lustiges Spielzeug aus verschiedenem Material.

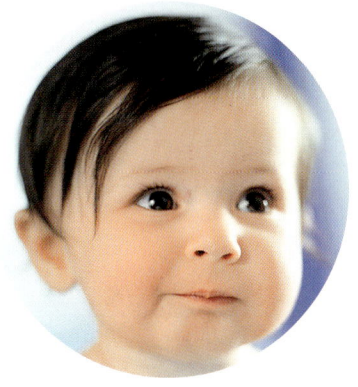

Spielend begreifen

Sehen und hören, tasten und fühlen, lecken und schmecken – spätestens ab dem dritten Monat erforscht Ihr Baby seine Umgebung mit bewundernswerter Konzentration und unermüdlicher Ausdauer. Und je mehr es zum Anschauen und Anfassen, zum In-den-Mund-Stecken und Auseinandernehmen gibt, desto aufregender und verlockender wird diese Welt. Neben Schuhen, Töpfen, Kochlöffeln, Telefonen und Computermäusen braucht Ihr Kind im ersten Jahr vor allem Spielsachen, die seine Sinne reizen und seine Entwicklung fördern. Denn Spielen ist nicht nur ein lustiger Zeitvertreib, es regt ebenso zum Lernen und Denken an.

Windspiele und Hampelmänner

Für die Allerkleinsten sind Mobiles das Höchste. Ein Lufthauch – und schon bewegen sich farbenfrohe Schiffchen, fallschirmspringende Bären oder kugelrunde Elefanten. Über dem Bettchen oder dem Wickeltisch hängend, werden sie immer danach Ausschau halten und gebannt die magischen Zaubertänze verfolgen. Attraktiv sind auch Hampelfiguren, die durch einen Zug an der Kordel Arme und Beine recken, sie hoch in die Luft schwingen, um sich dann wieder auszuruhen.

Auch von einem höhenverstellbaren Babytrapez, befestigt am Bettchen oder aufgestellt auf einer Spieldecke, wird die Aufmerksamkeit Ihres Kindes gefesselt. Liegt es direkt darunter, laden die herunterbaumelnden Figuren und Ringe mit Glöckchen und Perlen zum Berühren und Greifen ein.

Ein spezieller Babyspiegel übt auf Ihr Kleines eine große Faszination aus. Es wird darin mit großer Aufmerksamkeit sein Gesicht beobachten – auch wenn es sich selbst noch nicht erkennt.

Allerlei zum Berühren, Greifen und Hören

Sobald Ihr Kind gezielt greifen kann, will es vor allem unterschiedliche Formen und Materialien erkunden. Mit Vorliebe kaut es auf Holz- oder Plastikspielzeug – was mit dem Durchbrechen der ersten Zähne zu tun hat. Auch diverse Geräusche und Töne werden mit großem Interesse aufgenommen. Überhaupt fördern Spiele, die die Sinne animieren, die gesunde geistige und körperliche Entwicklung Ihres Kindes.

Die Rassel hat jetzt Hochkonjunktur. Sie sollte möglichst nah am Baby liegen, damit es die Hand danach ausstrecken und draufpatschen kann. Schon hat es ganz eigenständig „Musik" gemacht. Begehrt sind Klangkugeln aus buntem Plastik oder Holz, durchsichtig mit kleinen Perlen gefüllt oder mit Glöckchen behängt. Es gibt auch transparente Wasserbälle mit Fröschen darin, die neugierig machen. Noppen am Außenring fördern den Tastsinn. Großes Glück bescheren auch Quietschenten, die beim Drücken lustige Töne von sich geben.

Seelentröster und Freund von Anfang an: Ein weiches Kuscheltier, ein zauseliger Bär oder ein wuscheliges Schmuseschaf, an dem Ihr Baby zur Beruhigung auch mal nuckeln kann. Schon die Kleinsten brauchen eine ganz große Liebe, die überall dabei sein muss und sämtliche Kullertränen auffangen kann. Auf dieses heißgeliebte Stück muss gut aufgepasst werden, denn verschwindet es, dann bricht das kleine Kinderherz fast entzwei. Bunte Püppchen oder Tiere wie Raupen und Drachen aus verschiedenen Stoffen vermitteln Fühlerlebnisse pur. Vor allem, wenn sie quietschen, rasseln oder knistern, sind sie für die feinen Babyohren ein Erlebnis.

• • • •

Ein Bärenpaar für kleine Hände – zum Fühlen, Horchen und Bewegen.

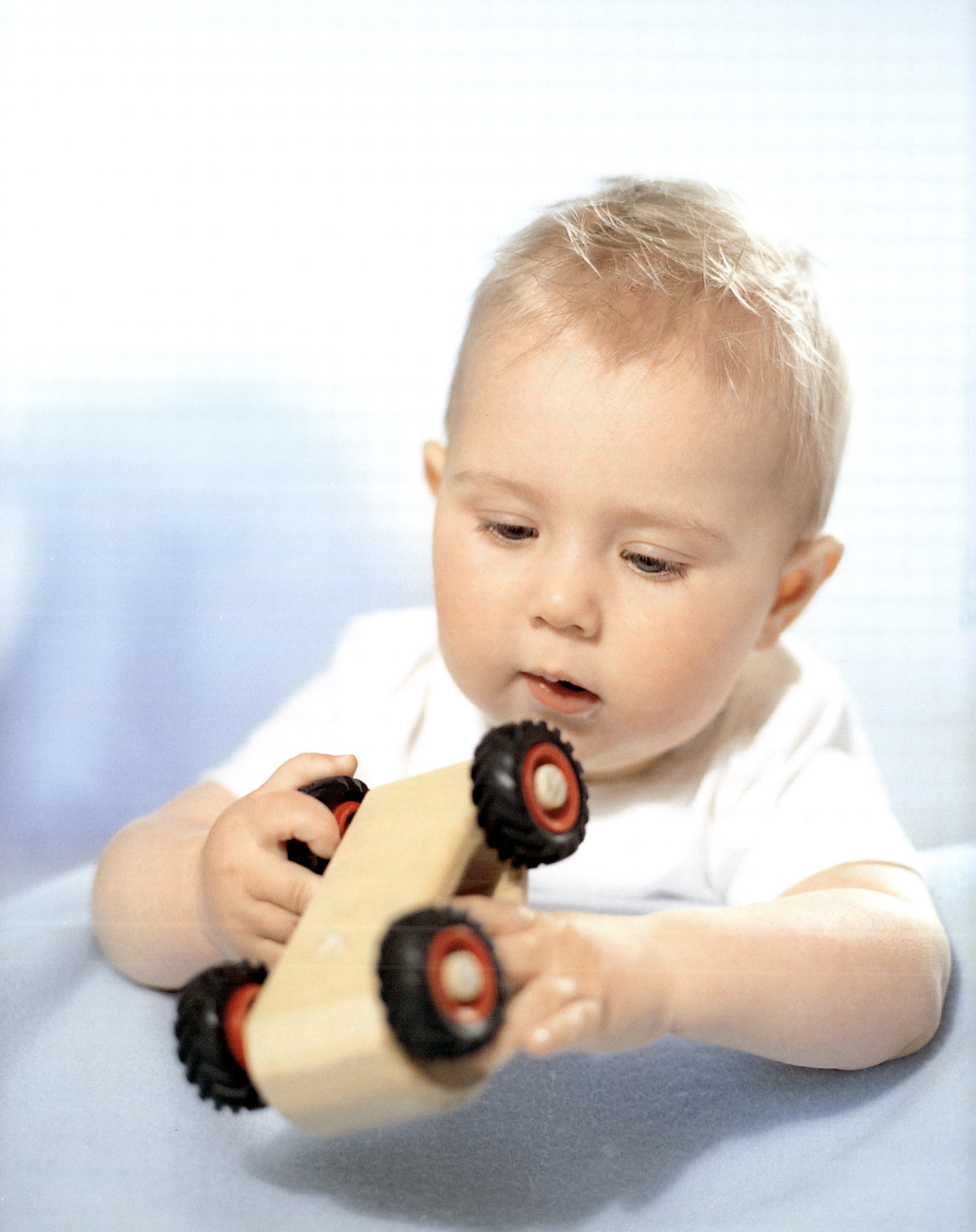

Spiel, Spaß und Spannung für ältere Babys

Wenn Ihr Baby die ersten Krabbelversuche unternimmt, werden alle Spielzeuge interessant, die rollen können. Das macht die Kleinen neugierig. Der Tatendrang erwacht und damit der Wunsch, den kullernden Gegenstand zu verfolgen. Schon ist Ihr Kind motiviert, sich zu bewegen. Lustige Wegbegleiter sind jetzt auch bunte Autos oder Tiere, die Sie vor Ihrem Krabbelkind herziehen oder die es selbst erforschen kann. Ähnlich gut kommen Schiebefiguren an, beispielsweise ein bunter Hoppelhase, der mit seinen langen Löffeln wackelt, oder ein Clown, der sich zum Wirbel seiner Trommel dreht.

Bewegliche Objekte fördern nicht nur die Koordinationsfähigkeit, sie unterstützen auch das fantasievolle Spiel Ihres Babys. Besonders aufregend sind große und kleine Bälle, durchsichtig oder mit bunten Aufdrucken. Auch Luftballons, die sanft davon gleiten, wenn sie berührt werden, sind für Ihr Kind eine riesige Freude.

Unbegrenztes Spielvergnügen bereitet das erste Buch aus Textil, Plastik, feinem Ahornholz oder stabiler Pappe mit kunterbunten, aber klaren Bilderwelten. Ihr Baby wird mit großer Aufmerksamkeit lauschen, wenn Sie ihm von den Kätzchen im Korb oder den hungrigen Vogelbabys erzählen. Wer staunt da nicht Bauklötze, wenn verschiedene große und kleine Hölzer auf dem Boden herum liegen! Animieren Sie Ihr Kind dazu, Türme zu bauen, indem Sie ihm vormachen, wie man in die Höhe stapelt. Außerdem können Bauklötze wunderbar in Töpfen und Eimern verschwinden und wieder hervorgeholt werden.

Musik-Spielcenter sind etwas ganz Interessantes. Durch diese erfahren Kinder, dass sie etwas selbst bewirken können: Drücken sie mit dem Fingerchen auf einen Knopf, ertönt ein Geräusch. Natürlich gibt es bei einem solchen „Instrument" eine Menge Knöpfe und genauso viele Töne.

Erfolgserlebnisse und Kuschelspaß vermittelt ein aus weichem Stoff bestehender Lernwürfel, der innen hohl ist und unterschiedliche Öffnungen hat: Ihr Kind entdeckt bald, in welches der Löcher die einzelnen Stoffteile passen und hineingesteckt werden können.

Bei all den vielen Möglichkeiten denken Sie immer daran: Ihr Baby muss nichts Bestimmtes können. So klein es auch ist, Ihr Kind ist ein Wesen mit einem ganz eigenen, wunderbaren Charakter.

Tipp

Reden Sie in dieser Zeit ganz viel mit Ihrem Baby. Gespräche sind spannend und bedeuten einen Riesenschub für die geistige Entwicklung. Denn jedes einzelne Wort ist ein Reiz für die Nervenzellen und fördert die Durchblutung des Gehirns.

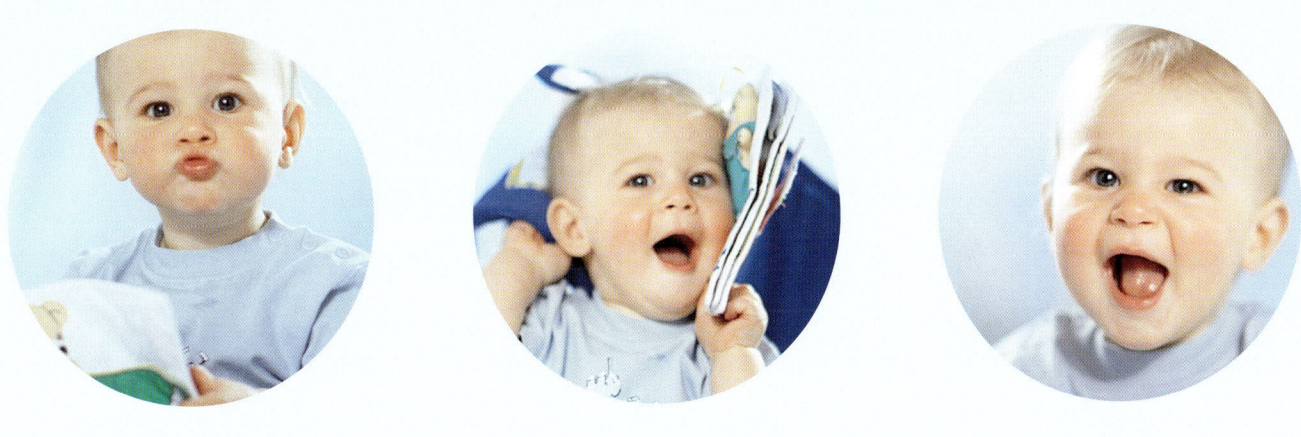

Das erste Buch aus Stoff macht mit vielen bunten Seiten zum Entdecken und Spielen richtig Laune.

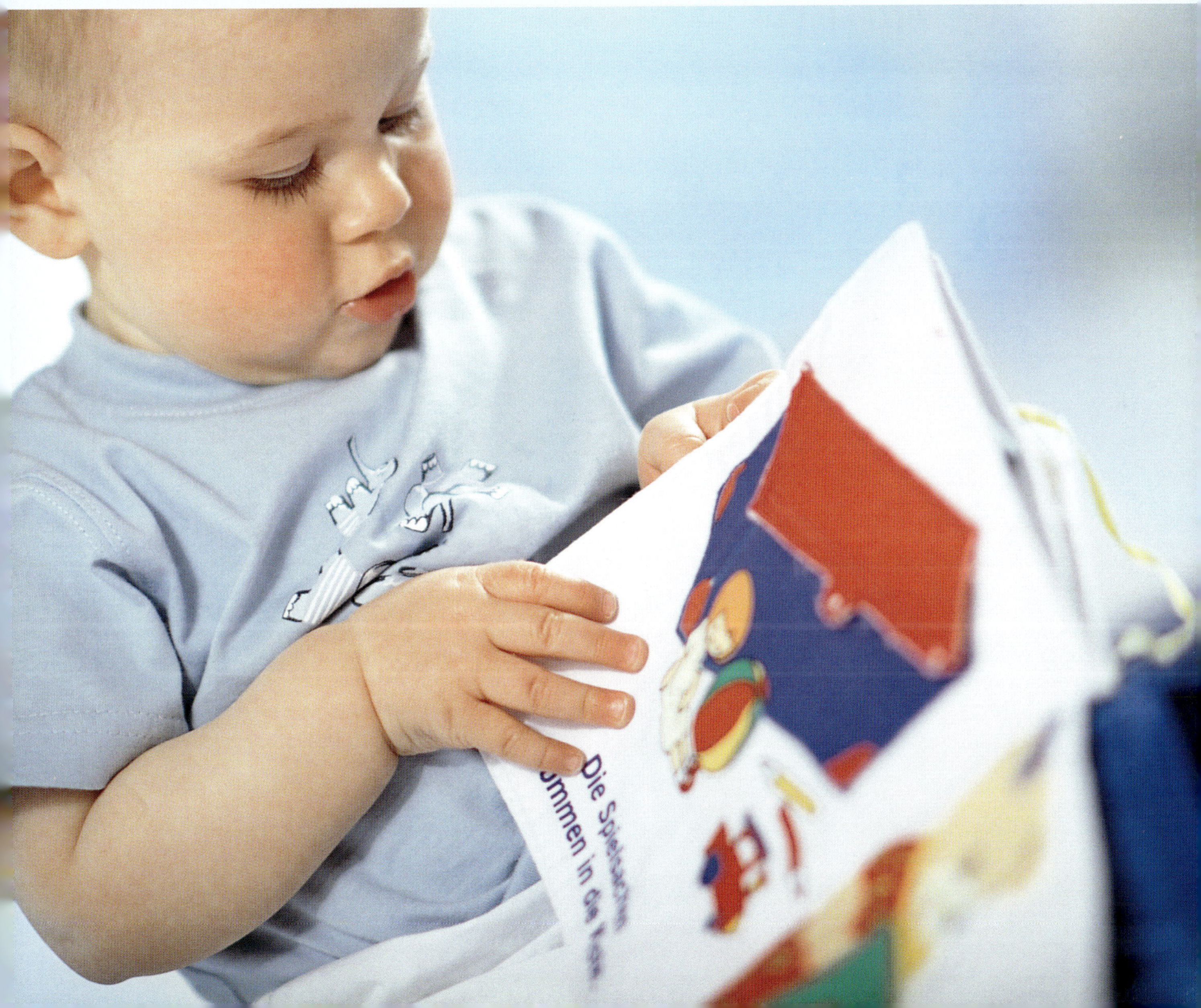

Bücher

- Dagmar von Cramm: *Kochen für Babys.* Gräfe und Unzer Verlag, München
- Márta Guóth-Gumberger, Elizabeth Hormann: *Stillen.* Gräfe und Unzer Verlag, München
- Dr. med. Helmut Keudel: *Kinderkrankheiten.* Gräfe und Unzer Verlag, München
- Frédérick Leboyer: *Sanfte Hände.* Kösel Verlag, München
- Cornelia Nitsch: *Lirum, larum, Fingerspiel.* Mosaik Verlag, München
- Gerda Pighin, Dr. med. Bernd Simon: *Babys erstes Jahr.* Gräfe und Unzer Verlag, München
- Anne Pulkkinen: *PEKiP: Babys spielerisch fördern.* Gräfe und Unzer Verlag, München
- Karin Schutt: *Das große Falken Babybuch.* Falken Verlag, Niedernhausen/Ts.
- Karin Schutt: *Babypflege und mehr.* Falken Verlag, Niedernhausen/Ts.
- Seßler, Sylvia: *Unser Baby – das erste Jahr. Die schönsten Spiele, Reime und Lieder.* Gräfe und Unzer Verlag, München (Babykalender für die ersten 12 Monate)
- Christina Voormann, Dr. med. Govin Dandekar: *Babymassage. Berührung, Wärme, Zärtlichkeit.* Gräfe und Unzer Verlag, München

Adressen

- Didymos E. Hofmann GmbH
Alleenstraße 8
D-71638 Ludwigsburg
Vertrieb von Babytragetüchern

- Hans Faber & Peter Müller GmbH
Postfach 1255
D-27779 Wildeshausen
Bezugsquelle für Babyfelle

- Ulrike Kern easycare
Zirkusgasse 35
A-1020 Wien
Vertrieb von Babytragetüchern

- Ölmühle Walz
Appenweierer Straße 56
D-77704 Oberkirch
Kaltgepresste Basisöle

- PEKiP e. V. (Prager-Eltern-Kind-Programm)
Heltorfer Straße 71
D-47269 Duisburg
Infos über PEKiP-Gruppen

- Stiftung Warentest
Postfach 810660
D-70523 Stuttgart
Infos über getestete Babypflegeprodukte

- Weleda AG
Postfach 1320
D-73522 Schwäbisch Gmünd
Massageöle

Register

Impressum

Die Autorin

Karin Schutt studierte Kommunikationswissenschaften, Psychologie und Pädagogik, anschließend folgte eine Zusatzausbildung in Atemtherapie und Massage. Seit vielen Jahren ist sie als Buchautorin für Gesundheitsthemen tätig. Sie hat unter anderem mehrere Ratgeber rund ums Thema Baby verfasst.

© 2002 Gräfe und Unzer Verlag GmbH, München.
Alle Rechte vorbehalten. Nachdruck, auch auszugsweise, sowie Verbreitung durch Bild, Funk, Fernsehen und Internet, durch fotomechanische Wiedergabe, Tonträger und Datenverarbeitungssysteme jeglicher Art nur mit schriftlicher Genehmigung des Verlages.

Redaktionsleitung: Doris Birk
Redaktion: Silvia Herzog
Lektorat: Regina Carstensen
Gestaltung und Layout: independent Medien-Design
Herstellung: Petra Roth
Satz: Bernd Walser Buchproduktion, München
Repro: Fotolito Longo, Bozen
Druck: Appl, Wemding
Bindung: Großbuchbinderei Monheim

ISBN 3-7742-5576-8

Auflage: 4.   3.   2.   1.
2005 2004 2003 2002

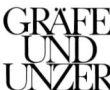

Ein Unternehmen der
GANSKE VERLAGSGRUPPE

Bildnachweis

Fotoproduktion:
Antje Anders, München

Weitere Fotos: Corbis Stock Market (R. Morsch): Seite 25. Getty Images/Bavaria: Seite 12, 61, U4 (Baby). GU: Seite 31 (Blütenblätter, M. Jahreiß), 41 und 45 (M. Jahreiß), U4 (Fuß, A. Peisl). Habermaaß GmbH (HABA): Seite 20, 23, 90. IFA-Bilderteam: Seite 6, 9 (Stoffbär). Imagebank: Seite 77. Photonica: Seite 88 (N. Vision). Versandhaus Walz (baby-walz): Seite 29, 86, 87, U4 (Teddy). Zefa: Seite 4, 9 (Baby, A. Peisl).

Literaturnachweis

Gedicht auf Seite 85 – Mascha Kaléko: Der Mann im Mond. Aus: Dies.: „Wie's auf dem Mond zugeht". Sigmaringen: Jan Thorbecke Verlag, 1982.

Dankeschön

Wir bedanken uns ganz herzlich bei der Firma Habermaaß GmbH (HABA) und dem Versandhaus Walz (baby-walz), die uns freundlicherweise Fotomaterial zur Verfügung gestellt haben.

Wichtiger Hinweis

Dieses Buch gibt Anregungen für das erste Jahr mit dem Baby. Die Ratschläge wurden sorgfältig recherchiert und haben sich in der Praxis bewährt. Dennoch ist jede Leserin/jeder Leser aufgefordert, in eigener Verantwortung zu entscheiden, ob und inwieweit sie/er den Empfehlungen in diesem Buch folgen will. Autorin und Verlag übernehmen keine Haftung für die Resultate. Bei Beschwerden und Krankheiten des Babys sollte immer ein Arzt zu Rate gezogen werden!

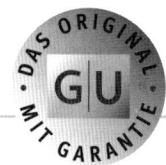

Das Original mit Garantie

Ihre Meinung ist uns wichtig: Deshalb möchten wir Ihre Kritik, gerne aber auch Ihr Lob erfahren. Um als führender Ratgeberverlag für Sie noch besser zu werden. Darum: Schreiben Sie uns! Wir freuen uns auf Ihre Post und wünschen Ihnen viel Spaß mit Ihrem GU-Ratgeber.

Unsere Garantie:

Sollte ein GU-Ratgeber einmal einen Fehler enthalten, schicken Sie uns das Buch mit einem kleinen Hinweis und der Quittung innerhalb von sechs Monaten nach dem Kauf zurück. Wir tauschen Ihnen den GU-Ratgeber gegen einen anderen zum gleichen oder ähnlichen Thema um.

**Ihr Gräfe und Unzer Verlag
Redaktion Gesundheit
Postfach 86 03 25
81630 München
Fax: 0 89 / 4 19 81-1 13
E-Mail:
leserservice@graefe-und-unzer.de**

Umwelthinweis

Dieses Buch wurde auf chlorfrei gebleichtem Papier gedruckt. Um Rohstoffe zu sparen, haben wir auf Folienverpackung verzichtet.